Heidi Velten / Bruno Walter

Harmonische Kindermassage

Heidi Velten/Bruno Walter

Harmonische Kindermassage

So fördern Sie das Wohlbefinden Ihres Kindes

Kösel

ISBN 3-466-30532-2
© 2000 by Kösel-Verlag GmbH & Co., München
Printed in Germany. Alle Rechte vorbehalten
Druck und Bindung: Kösel, Kempten
Umschlag: Elisabeth Petersen, München
Fotos im Inntenteil und Umschlagmotiv: Kunterbunt, Heidi Velten, Leutkirch-Ausnang
Zeichnungen: Sandy Walter

1 2 3 4 5 · 04 03 02 01 00

Inhalt

Vorwort

»Medizin ist die Form des Vorbeugens und Linderns, nicht nur des Heilens, letztlich die Kunst der weitestmöglichen Wiederherstellung und Erhaltung des Zustandes Gesundheit.«

Hier liegt meines Erachtens das Arbeitsfeld des Arztes. Seit nunmehr nahezu 20 Jahren bin ich als niedergelassener HNO-Arzt im schwäbischen Städtchen Bad Urach tätig. Mit der Baby- und Kleinkindmassage bin ich durch den ganzheitlichen Ansatz, den ich im Umgang mit tausenden von Kleinkindern, die Linderung und Heilung nicht nur im HNO-ärztlichen Bereich in meiner Praxis suchen, in Berührung gekommen. Darüber hinaus beim Kennenlernen von »Alternativ-Therapien«, die zu den schulmedizinisch erworbenen Fähigkeiten während meines Studiums und der Facharztausbildung hinzukamen. Persönlich bedingt natürlich auch durch die Geburt meiner zwei Söhne. Und last, but not least durch meine Frau.

Durch sie, die seit elf Jahren in der Arbeit mit werdenden und jungen Müttern steht, führte unser gemeinsamer Weg auch zu Bruno Walter nach Kempten. Die Kurse bei ihm haben nicht nur unser berufliches Handeln beeinflusst, das in der »Gesundheitshütte« gesäte Gut wächst, gedeiht und bringt auch in der eigenen Familie Früchte. Ich sehe in der Kindermassage nicht nur eine Fortsetzung der so wichtigen *Harmonischen Babymassage*, sondern ganz konkret eine sehr praktische Hilfe für Kinder im Alter von zwei bis sieben Jahren: das Urbedürfnis der Berührung, bewusst zueinander liebevoll in Kontakt treten. Entwicklungsschritte des Kindes wahrnehmen, sie begleiten und unterstützen, ja sogar fördern.

Den heute negativen Sinnesüberreizungen kann mit bewusst ausgewählter Musik und dem gezielten Einsatz von Farben entgegengewirkt werden. Bruno Walter und Heidi Velten geben hier äußerst wertvolle Tipps.

Die von Bruno Walter entwickelte Aroma-Reflexzonen-Therapie durchfließt unbewusst und doch mit ihrer immensen Bedeutung die Massage. Möge die Kindermassage nicht nur im medizinisch-pädagogischen Sinne wirksam sein, sondern das Miteinander von Eltern und Kind festigen, aber auch Mädchen und Jungen zur eigenen selbständigen Lebensführung wegweisend sein und unseren Kindern »ein Nest und doch Flügel« geben.

Dr. Anton Wassner

Die Harmonische Kindermassage

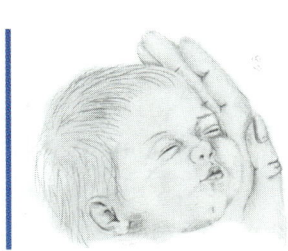

Nach der *Harmonischen Babymassage*, die von vielen Fachleuten, Ärzten, Hebammen und Eltern erfolgreich angewendet wird, hat Bruno Walter in der Folge eine spezielle Massage für Kleinkinder und Kinder entwickelt. Ein Novum! Denn die Kindermassage passt sich ganz besonders den Bedürfnissen von Kindern im Alter von zwei bis sieben Jahren an. Diese mehrjährige Phase ist deshalb so wichtig, weil in einem relativ kurzen Zeitraum die wichtigsten Grundsteine für die Entwicklung der Persönlichkeit gelegt werden. Gerade auch im Hinblick auf den Schulbeginn ist das Kleinkindalter ein ganz bedeutsamer Lebensabschnitt.

In dieser Zeit der großen Veränderungen ist die *Harmonische Kindermassage* ein wunderbares Hilfsmittel zur Lösung typischer Probleme. So lassen sich z.B. Lustlosigkeit oder Anpassungsschwierigkeiten im Umgang mit anderen Kindern durch die Massage mildern oder beheben. Ebenso lassen sich Einschlafschwierigkeiten und überdrehte Gemütszustände sehr positiv durch eine Massage beeinflussen.

Pädagogen, Psychologen, Lehrer und Eltern sind sich heute solcher und anderer, meist sehr vielschichtiger Probleme unserer Kinder bewusst.

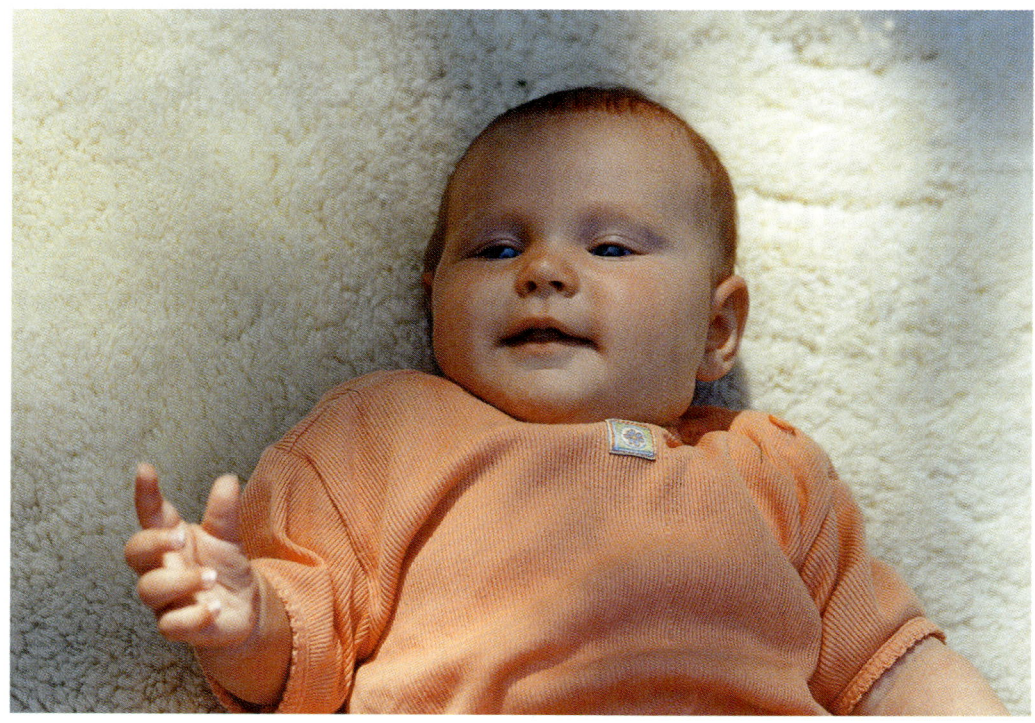

Unzählige Theorien werden diskutiert, um der Ursache der vielfältigen Schwierigkeiten, die unsere Kinder aufgrund veränderter Lebensbedingungen haben, zu erforschen. Konkrete Lösungsvorschläge sind rar.
Das vorliegende Buch möchte mit Hilfe der *Harmonischen Kindermassage* eine ganz einfache und praktische, aber trotzdem wirksame Hilfe bieten: weg von Theorien, Diskussionen und Gesprächen, hin zu ganz persönlichem Helfen und Tun.

Die *Harmonische Kindermassage* wendet sich einerseits an Eltern, die bereits die Babymassage bei ihren Kindern angewendet haben und diese nun fortsetzen wollen. Andererseits ist sie für Eltern und Kinder gedacht, die bislang noch keine Massageerfahrungen gemacht haben und diese gerne nachholen wollen. Ihnen ermöglicht das vorliegende Buch einen ebenso unkomplizierten wie leicht nachvollziehbaren Einstieg.

Bruno Walter hat früh erkannt, dass die Notwendigkeit einer intensiven körperlichen Zuwendung und Berührung nicht mit dem Babyalter endet. Wie schon bei der *Harmonischen Babymassage* wird die Bedeutung der körperlichen Zuwendung und Kontaktaufnahme auch in der Kindermassage hervorgehoben.

Ganz neuer Bestandteil in diesem Ratgeber ist der Einsatz von ätherischen Ölen bei der Massage der verschiedenen Körperreflexzonen von Kindern. Die ätherischen Öle werden hierbei wie sanfte Arzneimittel verwendet und helfen insbesondere auch bei häufig auftretenden Befindlichkeitsstörungen wie Hauterkrankungen, Infektanfälligkeiten und Kopfschmerzen.

Musik, Farbe und Düfte werden als Abrundung zur »Kleinkindmassage« erläutert und in ihrer Funktion als Sinnesreiz erklärt.

Und damit Sie die Kindermassage problemlos zu Hause ausprobieren und nachmachen können, wurden die wichtigsten Griffe fotografisch festgehalten.

Bruno Walter kann übrigens inzwischen auf eine mehr als zehnjährige Erfahrung zurückblicken. Er ist heute Leiter einer Naturheilpraxis und bildet Ärzte, Hebammen und andere Fachkräfte in der Frühchen-, Baby- und Kindermassage sowie in der Aroma-Reflexzonen-Therapie aus.

Heidi Velten

Bedeutung und Möglichkeiten der Kindermassage

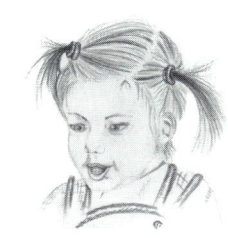 Viele Menschen haben schon positive Erfahrungen mit der Babymassage gemacht. Andere begeben sich jetzt mit der Kleinkindmassage vielleicht auf Neuland. Wie auch immer: All diejenigen, die jetzt anfangen, ihre Kinder zu massieren, sowie all jene, die ihre Kinder schon als Babys massiert haben, können mit der Massage positiv und fördernd auf ihr Kind einwirken, egal, zu welchem Zeitpunkt sie mit der Massage begonnen haben.

Mit der Massage eines Kindes in ausgeglichener Stimmung kann man eigentlich nie etwas falsch machen. Sie wirkt nicht nur bei der Bewältigung von vielen Problemen auf sensible Weise unterstützend, sie stellt im wahrsten Sinne des Wortes eine fassbare Zuwendung zum Kind dar, die immer nur positiv sein kann.

Als Fortsetzung der Babymassage verfolgt die Kleinkindmassage das Ziel, Kleinkinder in ihrer Entwicklung einfach und angenehm zu unterstützen. Mit ihr wird dem Kind geholfen, in seiner körperlichen, aber auch psychischen Entwicklung natürlich voranzuschreiten. Und ganz automatisch trägt sie auch zur Persönlichkeitsentfaltung bei.

Die Kindermassage passt sich also genau dem Entwicklungsstand des kleinen Kindes an und ist auf die für diese Altersklasse typischen Entwicklungsschritte ausgerichtet. Sie ist auf die Prozesse abgestimmt, die sich bei der normalen Entwicklung im Alter zwischen zwei und sieben Jahren abspielen: Sie ist somit anders angelegt und strukturiert als die Babymassage.
Bei den im Folgenden kursiv gesetzten Passagen handelt es sich um Originalzitate von Bruno Walter.

> *»In vielen Gesprächen mit Müttern wurde ich immer wieder gefragt, welche Möglichkeiten es im Nachhinein gibt, wenn man die Babymassage verpasst hat, und ob auch ein späterer Einstieg mit schon größeren Kindern noch möglich ist. Meiner Meinung nach kann man eigentlich jederzeit mit der Massage von Kindern anfangen, wenn die Massage auf das jeweilige Alter ausgerichtet ist.«*

Die Kindermassage: Antwort und Hilfe bei typischen Problemen in der Kleinkindzeit

1. Körperkontakt und Zuwendung für eine gesunde körperliche Entwicklung, für die Festigung und den Ausbau der psychischen Stabilität.

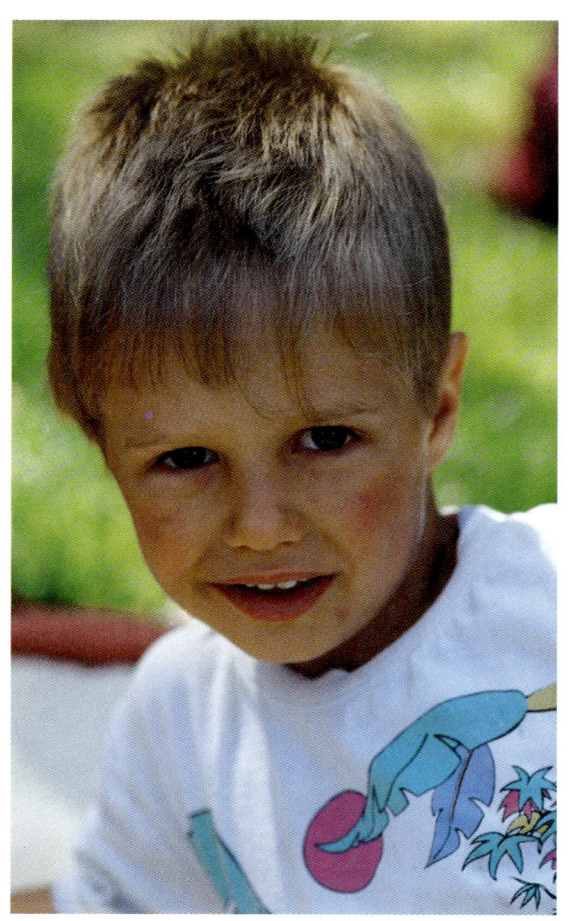

Es ist inzwischen unumstritten, wie bedeutsam die intensive körperliche Zuwendung und Zärtlichkeit für die Entwicklung von Säuglingen ist. Viele Fachleute behaupten sogar, dass der intensive Körperkontakt für Babys in den ersten Lebensmonaten lebensnotwendig ist.

Wie wichtig der Körperkontakt auch in den ersten Lebensjahren und darüber hinaus ist, wird heute leider noch häufig übersehen. Die zärtliche Berührung eines Kindes hat zwar in der Kleinkindphase eine andere Bedeutung als in den Monaten kurz nach der Geburt. Das heißt aber nicht, dass sie jetzt einen geringeren Stellenwert hätte.

Auch Kleinkinder sehnen sich nach der tiefen emotionalen Zuwendung ihrer Eltern und nach liebevoller Berührung.

Richtig und gezielt angewendet, unterstützt die Massage ein Kleinkind in all seinen Entwicklungsschritten. Die Kindermassage festigt das Urvertrauen und das Geborgenheitsgefühl, beides Dinge, die schon im Säuglingsalter angelegt wurden. Und sie ermöglicht und fördert ganz sanft den natürlichen Drang der Kinder, allmählich einen Blick über den Rand ihres Nestes zu riskieren, um es dann auch zeitweise zu verlassen und die nähere und weitere Umgebung zu erforschen.

2. Die Kindermassage ist zugleich eine praktische Hilfe und echte Alternative, um Kindern zwischen zwei und sieben Jahren bei typischen Problemen zu helfen.

Je älter die Kinder werden, desto vielfältiger sehen diese Probleme aus: Thema Nummer eins ist hier die generelle, stetige Überforderung von Kindern, die bei ihnen immer häufiger zu verschiedensten Stresssymptomen führt. Zu viel Unterricht in der Schule, zu viel Leistungserwartung und Druck und zu wenig Freiraum für die eigene Entfaltung. Das sind heute typische Hemmschuhe auf dem Weg einer gesunden Entwicklung. Dazu kommt immer häufiger der weit verbreitete Termindruck durch verplante Freizeit. Vereinsaktivitäten unterschiedlichster Art, Hobbys und Wettbewerbe lassen viele Kinder gar nicht mehr zu sich selbst kommen. Wenn dazu noch die klassische Sinnesüberreizung durch Fernsehen, Video und Computer kommt, sieht es in den Köpfen und Herzen unserer Sprösslinge oft chaotisch aus. Die zunehmende Gewalt im sozialen Umgang ist ein weiteres Problem, mit dem sich Kinder und Eltern heute konfrontiert sehen.

Viele gestresste Kinder neigen zudem schnell zu Haltungsproblemen: Der Druck der Lasten und Pflichten und der Mangel elterlicher Zuwendung und Unterstützung lassen sie allmählich körperlich und psychisch in sich zusammensinken.

Gerade dann, wenn Kinder Probleme haben, körperliche Zuwendung überhaupt zuzulassen, ist die Massage ein Weg, wieder Zugang zu ihnen zu finden. Besonders kleine Jungen tun sich manchmal schwer, Zärtlichkeiten zu akzeptieren, weil sie kein »Baby« mehr sein wollen und vor Freunden oder auch Geschwistern nicht an »Ansehen« verlieren wollen. Die Massage kann gerade für solche Jungen eine Möglichkeit darstellen, Zuwendung zuzulassen und Gefühlen und körperlicher Nähe mehr Platz einzuräumen.

Die *Harmonische Kindermassage* ist demnach eine einfache und sehr effektive Antwort auf viele Probleme unserer Kinder. Sie ist unkompliziert und von keiner Theorie überfrachtet. Jeder Vater und jede Mutter kann sie anwenden.

Massage – was ist das eigentlich?

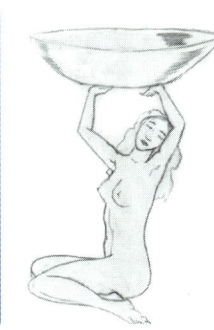

In unserem Kulturkreis ist Massage in erster Linie immer noch als medizinische Therapieform bei unterschiedlichen Beschwerden bekannt. Gerade bei Verspannungen, bei Problemen mit dem Bewegungsapparat und Sportverletzungen ist sie eine der gängigsten Therapien.

Weniger geläufig dagegen ist, dass sie viel mehr ist: Massage spielt sich auf allen Sinnesebenen ab, sie ist vor allen Dingen nonverbale Kommunikation. Die Sprache über Körperberührung ist meist direkter, subtiler und unmissverständlicher als die Sprache über das gesprochene Wort. (Siehe S. 18)

In vielen anderen Kulturen hatte die Massage schon immer eine sehr weit reichende Bedeutung. In Afrika, Asien und Südamerika stellten Massagen auch rituelle Handlungen dar, die unter anderem die Zusammengehörigkeit der Sippe stärken sollten. Auch heute ist man dort der festen Überzeugung, dass Massagen zur Prophylaxe gegen die verschiedensten Krankheiten und zur Stabilisierung der Psyche dienen können.

Massage ist:

- eine manuelle, hochwirksame Therapieform

- eine Verbindung zwischen zwei Menschen (früher wurde gleichzeitig von zwei oder mehr Menschen massiert)

- eine intensive körperliche Zuwendung

- eine nonverbale Kommunikation zwischen zwei Menschen

- ein Energieaustausch zwischen Patient und Masseur

- eine Energieverschiebung zwischen beiden (gestresste Eltern können zum Beispiel durch die Massage bei ihrem Kind selbst ruhiger werden)

- aktive Zuwendung

- immer auch – Reflexzonenbehandlung

In unserer westlichen Welt hat die Massage dagegen als Prophylaxe leider immer noch nicht den ihr gebührenden Stellenwert eingenommen.

Die moderne, westlich geprägte Massage

● Die Massagetechniken, wie sie bei uns angewendet werden, haben ihre Wurzel in der klassischen schwedischen Massage. Sie entsprechen auch unserer Denkungsart: Die Massage ist technokratisch und baut auf dem Ursache-Wirkungs-Prinzip auf. Logik bestimmt bei uns die Massagetechnik.

Die traditionelle, östlich geprägte Massage

● Im Gegensatz dazu gehen die Massagetechniken östlicher Prägung auf die klassische chinesische Massage zurück. Eine spezielle Massageform hier ist das so genannte »Shiatsu«, das aus Japan kommt und auch bei uns im Westen bekannt wurde. Bei dieser Massage dominiert das Gefühl, das als reale Wirklichkeit anerkannt wird. Die Massage ist hier viel intuitiver, sie hat immer den ganzen Menschen im Blick.

Massage ist mehr als Therapie!

Der Wunsch nach Berührung ist ein Urbedürfnis des Menschen. Was die Sprache oft nicht auszudrücken vermag, ist einfacher durch Berührung zu vermitteln und zu verstehen. Fachleute sind heute der Meinung, dass der Wunsch nach Berührung in unserer Gesellschaft wieder zunimmt. Durch

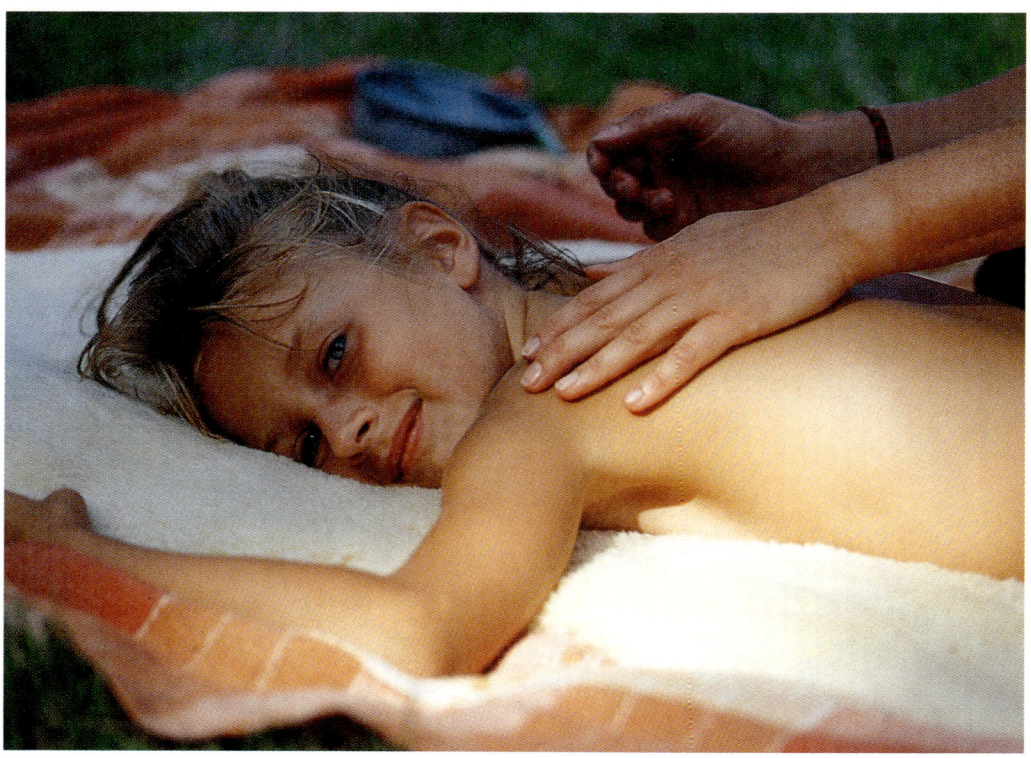

den ständigen Kontakt mit Medien und der virtuellen Welt ist das Bedürfnis nach realem Kontakt immer stärker und notwendiger geworden.

In steigendem Maße findet die Kommunikation zwischen Menschen heute nicht mehr real, also auf direktem Wege statt. Telefon, Fax, E-Mail und Automaten haben den persönlichen Kontakt zum großen Teil schon verdrängt.

Auch die Welt der Kinder wird immer unwirklicher: Computerspiele, Fernsehen und Gameboys haben in viele Kinderzimmer Einzug gehalten.

Ein weiterer Ausdruck unserer Sehnsucht nach Berührung und Körperlichkeit sind Beauty- und Wellnessfarmen. Verschiedenste Körperwohlfühl-Programme werden dort angeboten und an den »Verbraucher« verkauft. Teil dieser Programme sind fast immer Massagen. Die Frage stellt sich, ob bei den »Verbrauchern« dahinter nicht auch der Wunsch nach Ausgleich für den Mangel an Berührung und Zuwendung steht.

Reflexzonenbehandlung und Immunstärkung

Ganz automatisch werden bei jeder Massage auch Reflexzonen behandelt, die sich über den ganzen Körper verteilen. Ganz wichtige und typische Reflexzonen befinden sich zum Beispiel am Ohr, am Rücken und natürlich an den Füßen.

Weil mittels Massage die Haut, die Unterhaut und die Muskulatur vermehrt durchblutet werden und über die Reflexzonen eine stabilisierende Wirkung auf die Organe entsteht, wirkt sie auch immunstärkend. Die stärkere Durchblutung sorgt zudem für die Verbesserung des gesamten Hautbildes. So können Erkrankungen der Haut durch Massage günstig beeinflusst werden.

Massage bei Frühgeborenen

Mütter streicheln und massieren ihre Kinder in den ersten Lebensmonaten ganz intuitiv. Bei Frühgeborenen ist die zärtliche Berührung aber sogar eine Therapie, von der das Überleben des Frühchens abhängen kann.

Studien aus der so genannten »Känguruforschung« haben das eindeutig belegt: Die Überlebenschancen von Frühchen, die regelmäßig von ihren Eltern gehalten und gestreichelt werden, sind erheblich höher. Sie machen größere Fortschritte in ihrer Entwicklung als Kinder, die nur im Brutkasten liegen und mit künstlichen Mitteln am Leben erhalten werden.

Heute haben die meisten Frühgeborenen-Stationen nicht mehr den Charakter maschineller Intensivstationen. Eltern verweilen täglich beim »Kängurun« einige Stunden bei ihren Kindern (beim »Kängurun« kommt es zu einem bewussten Körperkontakt zwischen den Eltern und dem Kind, indem z.B. der Mutter das Kind regelmäßig auf den Bauch oder die Brust gelegt wird oder sie es immer wieder für eine bestimmte Zeit in den Arm nimmt; stehen die Eltern nicht zur Verfügung, übernimmt dies ersatzweise das Klinikpersonal). Von dem intensiven Körperkontakt profitieren nicht nur die Kindern, sondern auch die Eltern: Sie verlieren die Angst, das zerbrechliche Wesen zu berühren, und lernen, ganz natürlich mit ihm umzugehen. Medizinisches Personal kann zusätzlich durch sanfte Massagen unruhige Kinder beruhigen und apathische Kinder anregen. So bekommen die Kleinen lebenswichtige Impulse, die auf ihre Sinne, Gefühle und auf ihre Entwicklung eine äußerst positive Wirkung haben.

Sinnesreize

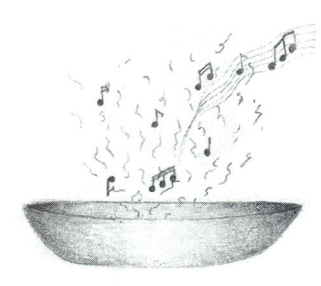

Massagen sind ein Labsal für Körper und Seele, indem sie uns im wahrsten Sinne des Wortes entspannen und uns helfen, den »Lärm« in unserem Innern zu stillen.

Millionen von Sinneszellen melden die unterschiedlichsten Sinneswahrnehmungen über die verschiedenen Sinnesorgane an unser Gehirn, das dem Körper dann die entsprechenden Reaktionen zufunkt: Auf diese reagiert unser Organismus in angemessener Form.

Was genau bewirken Sinnesreize?

Um Sinnesreize durch ätherische Öle (Riechen), Musik (Hören) und Massage (Berühren) in ihrer Wirkung auf Kinder besser verstehen zu können, muss man zuerst die generelle Bedeutung der Sinnesreize im Kleinkind- und Kinderalter verstehen.

Bei Neugeborenen und Säuglingen legen Sinnesreize primär ein grobes »Grundmuster« im Gehirn an, das im Kleinkind- und Kinderalter immer mehr verfeinert und vertieft wird.

Je mehr Gehirnstrukturen angelegt sind und sich verfeinern konnten, desto häufiger wird tatsächlich auf sie zurückgegriffen. Jetzt erst besteht beim Kleinkind das Bedürfnis, diese Anlagen auch praktisch zu nutzen, seine Persönlichkeit und sein Wesen auszudrücken und zu verwirklichen.

Hochkompliziertes verständlich gemacht

Man stelle sich die Gehirnverbindungen wie ein Netzwerk vor, an dessen Knotenpunkten erlernte Informationen und Sinnesreize gespeichert werden. Eine neu hinzukommende Information gleicht einem Anker, der sich am liebsten mit einer bereits bekannten, ähnlichen Information, zu der er sich gesellt, verknüpft. Das ist eine der schnellsten Arten, weitere Gehirnverknüpfungen zu schaffen: Neues sucht sich einen passenden Ankerplatz, der zum Thema passt. Grafisch lässt sich das folgendermaßen darstellen:

An den Knotenpunkten sind Informationen und Sinnesreize gespeichert.

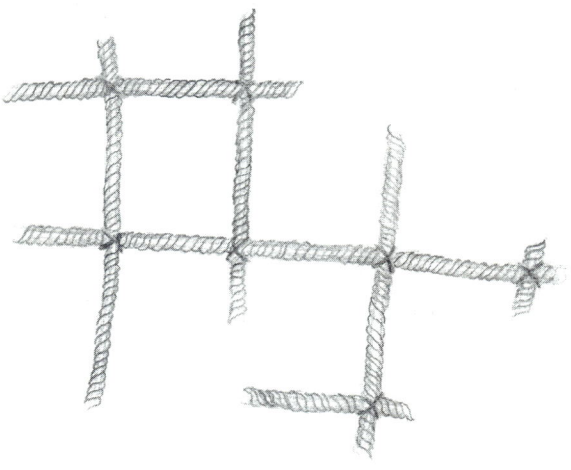

Der Anker gleicht einer neuen Information.

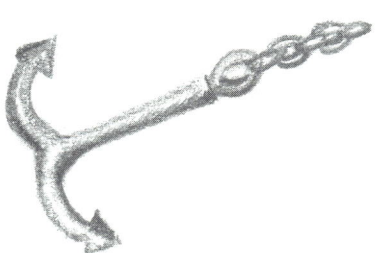

3

**Die neue Information wird
mit einer ähnlichen, bereits
gespeicherten
Information verknüpft.**

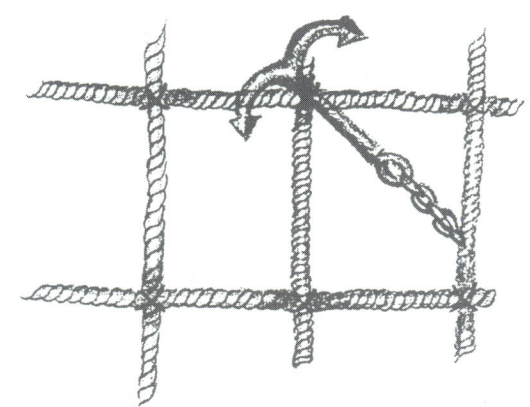

Die Kindermassage stellt eine wunderbare Möglichkeit dar, neben der Berührung andere Sinnesreize ergänzend hinzuzufügen, die die Wirkung der Massage noch optimieren. Düfte, Farben und Musik sind ganz natürliche und sanfte Reize, auf die Kinder immer gut reagieren. Bei richtiger Anwendung wirken sie harmonisierend auf alle Sinne des Kindes.

Alle Sinnesreize, die auf uns Menschen, gleich welchen Alters, einströmen, haben immensen Einfluss auf unser Gehirn und dessen Leistungsfähigkeit. Je mehr positive Reize ein Baby oder ein Kleinkind in der Wachstumsphase erfährt, desto besser wird es als Schulkind, als Teenager und als Erwachsener verschiedensten Anforderungen gewachsen sein.

Ohne dass wir es bewusst wahrnehmen, wird durch positive Reize die Entwicklung von Kleinkindern maßgeblich unterstützt und gefördert. Das Gehirn entwickelt sich durch Anforderungen und nicht einfach automatisch.

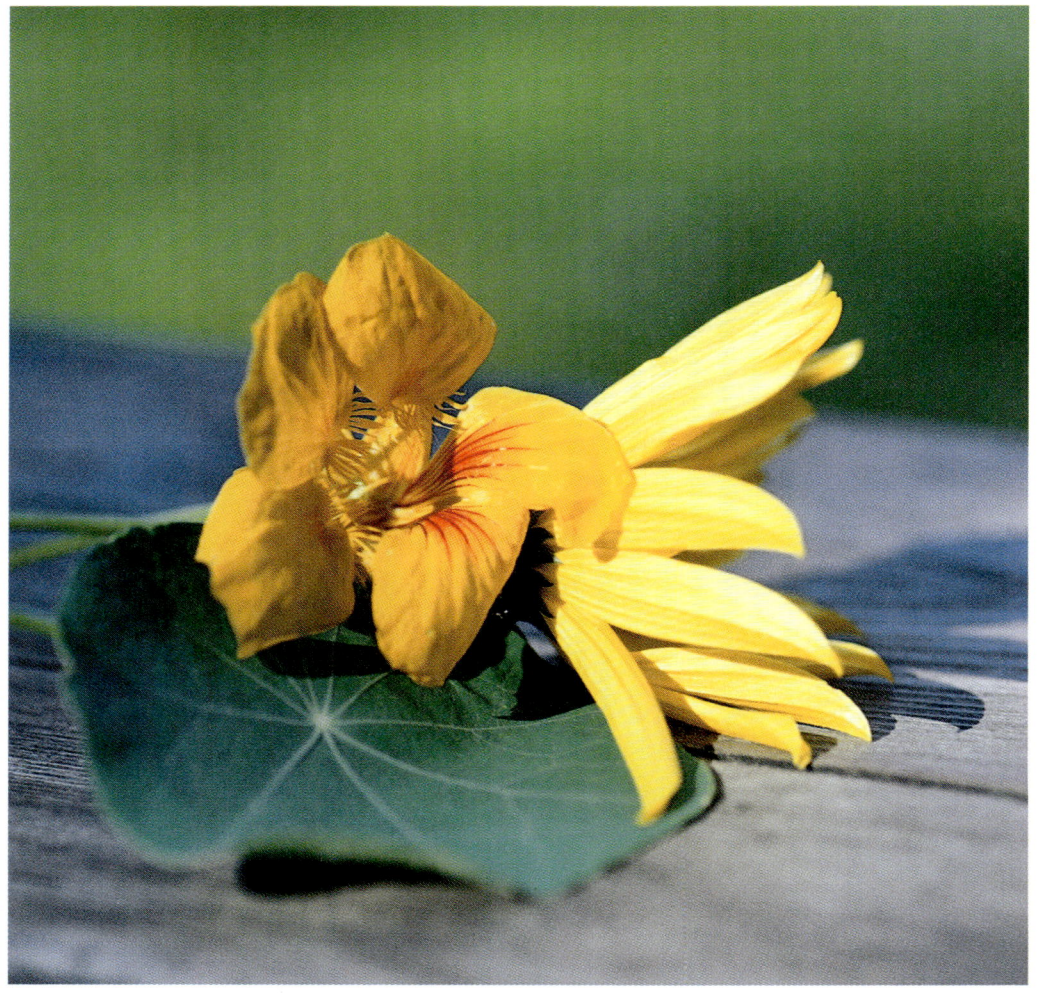

Sinnesreize, die über die Nase aufgenommen werden: Riechen

Über die Anwendung von ätherischen Ölen hat man bei der Kindermassage weitere Möglichkeiten, dem Kind Sinnesreize anzubieten.

Je mehr geeignete Sinnesreize dem Kind über die Nase angeboten werden, desto verfeinerter und ausgeprägter entwickelt sich auch sein Riechzentrum. Inzwischen ist übrigens längst auch wissenschaftlich erwiesen, dass der Geruchssinn über eine Verbindung zum lymbischen System verfügt, also zu unserer Gefühlswelt. Ebenso besitzt er eine Verbindung zu jenen Bereichen im Gehirn, die unser Erinnerungs- und Lernvermögen bestimmen.

Nicht nur die Erinnerungsfähigkeit, sondern auch die Lernfähigkeit wird durch entsprechende Reize, die wir durch die Nase aufnehmen, verbessert.

Sinnesreize, die über die Haut aufgenommen werden: Berührung

Obwohl die Haut das ausgedehnteste Organ unseres Körpers ist, wurde sie lange nicht in ihrer gesamten Bedeutung erkannt. Sie tut weitaus mehr, als den Wärmehaushalt zu regulieren, die Muskulatur in Form zu halten und uns zu schützen. Etwa fünf Millionen Sinneszellen verteilen sich auf ihr, um jeden kleinsten Reiz wahrzunehmen und über ein fein verlegtes Netz von Nervenbahnen weiterzuleiten. Hochsensible Tastkörperchen, so genannte »Rezeptoren«, empfangen Reize in Form von Berührungen und leiten sie an unser Gehirn weiter. Hier werden die empfangenen Impulse umgesetzt und bearbeitet und zu anderen Stellen unseres Körpers weitergeleitet.

Sinnesreize, die über das Ohr aufgenommen werden: Hören

Das Hören stimuliert und aktiviert alle Gehirnfunktionen und unterstützt die Integration beider Gehirnhälften. Kaum zu glauben: Das Gehirn bezieht zu

80% seine energetische Versorgung aus der Aufnahme und Verarbeitung be-
stimmter hoher Frequenzen, die unsere Ohren wahrnehmen. Morgendlicher
Vogelgesang, der so typisch die Lebensgeister weckt, ist ein gutes Beispiel
dafür.

Sinnesreize, die über das Auge aufgenommen werden: Sehen (am Beispiel der Farben)

Das menschliche Gehirn funktioniert bei Neugeborenen anders, als oft angenommen wird. Um über das bereits vorhandene Grundprogramm, wie z.B.
den Schluckreflex und den Saugreflex, die beide für die ersten Wochen und
Monate des Überlebens notwendig sind, hinauszuwachsen, sind Reize von
außen dringend notwendig.

Ein Säugling kann eine Farbe erst sehen, wenn er die Gelegenheit hatte, mit dieser Farbe konfrontiert zu werden. Erst in diesem Augenblick entwickelt das kleine Wesen in seinem Auge die Empfangsfähigkeit für diese
Farbe. Erst jetzt, nachdem das Kind die Schwingung einer Farbe adäquat aufgenommen und verarbeitet hat, besitzt es auch in Zukunft die Fähigkeit, diese Farbe als solche zu erkennen.

Nachdem die so genannte »Farbblindheit« in den vergangenen Jahren
abgenommen hatte – diese kam und kommt übrigens viel häufiger bei Män-
nern als bei Frauen vor –, nimmt die Farbsehschwäche heute wieder zu.
Während die Ursache für diese Schwäche in der Vergangenheit eher darin
lag, dass bestimmte Farben (z.B. Grün) einfach nicht genügend präsent waren, ist der Grund für die Farbsehschwäche heute, dass den Kindern von An-
fang an zu viele Farben, zu viel Kunterbuntes, angeboten werden. Ein Über-

angebot an Farbreizen ist insofern genauso ungünstig wie das Fehlen einzelner Farben.

Die Begegnung mit Sinnesreizen im täglichen Leben

Kinder, die in einer gewachsenen Umgebung und intensivem Kontakt zur Natur aufwachsen, bekommen schon im Alltag viele, ganz natürliche Sinnesreize mit. Geräusche, Farben und Düfte stehen ihnen reichlich zur Verfügung, denn die Natur bietet das gesamte Spektrum der Sinnesreize an, die für eine natürliche Entwicklung notwendig sind.

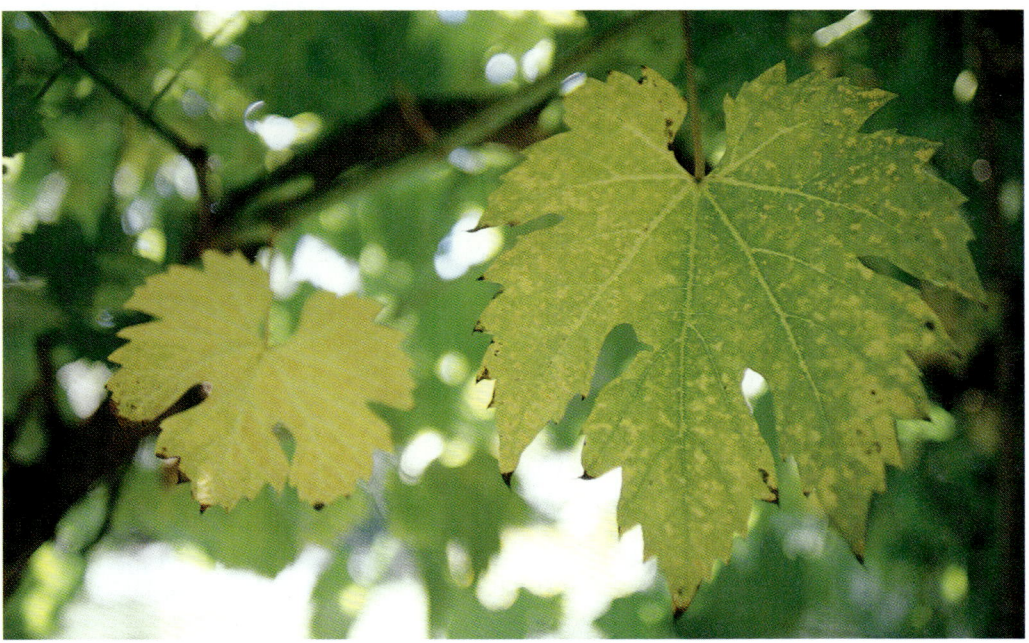

Nirgendwo sonst stehen einem Kind Geräusche, Farben und Gerüche in so schöner Weise zur Verfügung wie in der Natur.

Ganz simple Wahrnehmungen können bleibende Eindrücke bei Kindern hinterlassen: zum Beispiel unter einem Baum bei einem gemütlichen Spaziergang zu verweilen, Blätter und Früchte zu betrachten – all das sind positive Reize.

Kinder, die in der Küche mal »mithelfen« dürfen und verschiedene Gewürze beschnuppern können, bekommen im Handumdrehen neue, unbekannte Sinnesreize geliefert.

Oder nichts einfacher als ein ruhiger Streifzug über einen Markt: Hier gibt es eine Fülle an Farben, Düften und Gerüchen zu erfahren.

Eltern, die ihre Kinder aufmerksam begleiten und an möglichst vielen dieser Erfahrungen und neuen Eindrücke teilhaben lassen, werden dafür später einmal reichlich belohnt, wenn aus ihren kleinen, unerfahrenen Sprösslingen vielseitig interessierte und aufgeschlossene Menschen geworden sind.

Kleinkinder lernen also auch über Sinneseindrücke. Sofern die Reize breit gefächert und wohl dosiert sind, werden die intellektuellen und persönlichen Fähigkeiten eines Menschen größer sein, als wenn er in der Wachstumsphase nur ein Minimum an Unterschieden kennen gelernt hat oder er umgekehrt einer Reizüberflutung ausgesetzt war.

Beispiel: Motorische Entwicklung

Mit ganz einfachen Bewegungsmustern beginnt das Baby die Welt zu erforschen. Erst durch Kriechen und Krabbeln bereitet es sich auf das Laufen vor. Im Gehirn des Kindes gibt es für diesen Ablauf ein wichtiges Programm. Ist im »Kopf« eines Kindes dieses Programm nicht entwickelt, ist es wahrscheinlich, dass es die Kriech- und Krabbelphase überspringt. Kinder, die diese Phase überspringen, haben aller Wahrscheinlichkeit nach im Kleinkindalter Probleme mit der Feinmotorik. Ganz selbstverständliche Dinge können dann zum Problem werden: Balancieren, Hüpfen auf einem Bein, gezielte Griffe mit zwei Fingern.

Offensichtlich werden die Probleme aber erst richtig im Schulalltag: Immer wieder stellt man Lese- und Rechtschreibschwächen bei Kindern fest, die das Krabbelprogramm als »Gehirnschaltung« nicht angelegt hatten.

Von großer Bedeutung in der Kleinkindphase sind also die so genannten »Verfeinerungen« und deren praktische Umsetzung. Nach dem Kriechen und Krabbeln folgt das Laufen, das sich dann zum Hüpfen auf zwei Beinen, zum Hüpfen auf einem Bein verfeinert, um dann seine Vollendung in komplizierteren Bewegungen wie zum Beispiel schwierigen Balletthaltungen zu finden.

Die stetige und kontinuierliche Aufnahme von Sinnesreizen ermöglicht also erst die Verfeinerung der Grundmuster der Gehirnstrukturen. Sinnesreize sind für die weiteren Entwicklungsschritte von immenser Bedeutung.

Negative Sinnesüberreizungen in der modernen Gesellschaft

Was passiert nun aber mit Kindern, die in Großstädten oder naturarmen Gegenden aufwachsen und gar keine oder keine ausreichende Gelegenheit haben, genügend positive Reize aufzunehmen?

Viele Kinder sind tatsächlich in einem unnatürlichen Umfeld einer ständigen Flut von negativen Sinnesreizen ausgesetzt. Permanente Musikberieselungen, schlechte Luft, überheizte Räume, Kunstlicht und Lärm sowie ständige Aktivität haben auf Kinder eine viel störendere Wirkung, als viele Erwachsene es für möglich halten. Die Reizüberflutung in unserem Leben und die daraus resultierende negative Sinnesüberreizung werden in Zukunft einen breiten Raum zur Diskussion einnehmen.

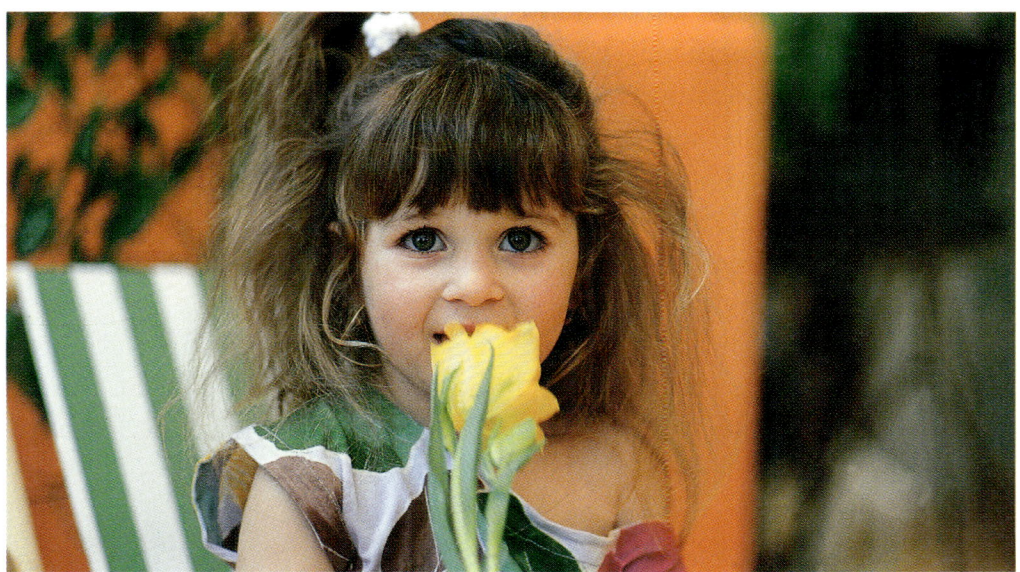

Ätherische Öle

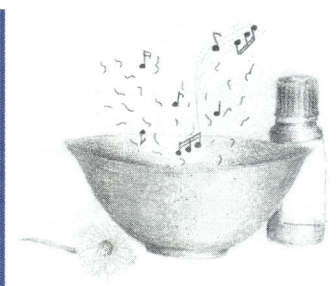

Erst über die Aromatherapie wurden die ätherischen Öle einer breiten Öffentlichkeit bekannt. Duftlampen zur Verdampfung von Düften fanden und finden auch heute noch reißenden Absatz und sind sehr beliebt. Bei diesem fast »spielerischen« Umgang wird leider allzu oft vergessen, dass ätherische Öle Heilmittel sind. Sie werden wie viele Naturheilmittel aus Wurzeln, Blättern, Nadeln, Blüten, Früchten, Samen und aus Hölzern gewonnen. Der Einsatz von ätherischen Ölen ist keine »Wohnraumverschönerungsmethode«, ätherische Öle sind vorsichtig und genau dosiert anzuwenden. Der Satz »viel hilft viel«, weil es so gut riecht, hat hier keine Gültigkeit. Bei übertriebener und unvorsichtiger Anwendung können ätherische Öle durchaus zu negativen Reaktionen führen.

Was versteht man eigentlich unter »ätherisch«?

Eine genauere Betrachtung des Begriffes an sich macht vieles klarer (nach Duden, Herkunftswörterbuch): Der Begriff »Äther« kommt aus dem Griechischen und bedeutet »brennend«, »leuchtend«, »glühend«. Im Lateinischen hatte »Äther« die Bedeutung »Sternenhimmel« und »Firmament«.

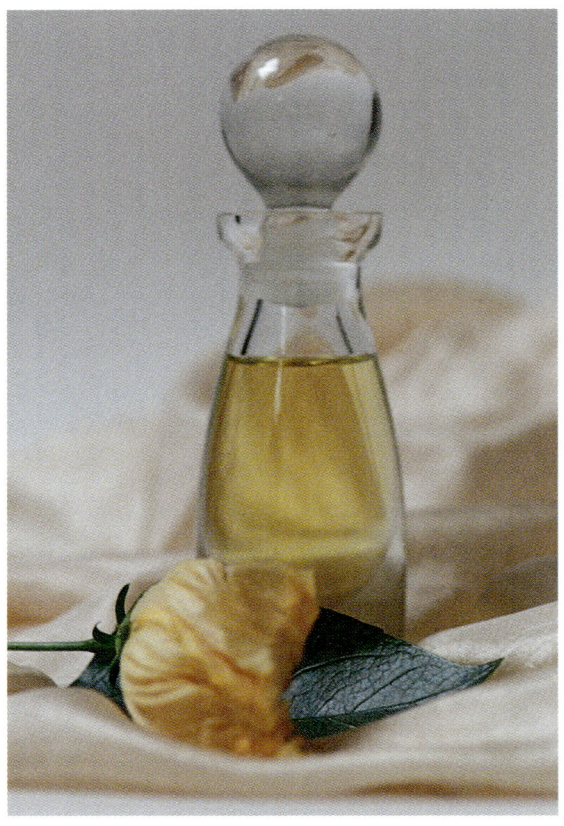

Heute versteht man nach allgemeinem Sprachgebrauch unter ätherisch: »fruchtig«, »himmlisch«, »engelhaft«, also flüchtig, entrückt und nicht greifbar.

Ätherische Öle sind Informationsträger für feinstoffliche, kompakt geballte Informationen aus ganz bestimmten Pflanzen oder Pflanzenteilen. Im Gegensatz zu fetten Ölen (Avocadoöl, Mandelöl, Olivenöl) beinhalten sie eine Vielzahl an hochwirksamen, biochemischen Substanzen, die sich sehr leicht verflüchtigen. Um aus bestimmten Pflanzenteilen die ätherischen Öle gewinnen zu können, gibt es verschiedene Techniken.

- durch Wasserdampfdestillation (z.B. bei Lavendel)
- durch Auspressen (z.B. bei Zitrusfrüchten)
- durch Auszüge (z.B. bei Honigöl)

Wenn man die Pflanzenteile betrachtet, aus denen ätherische Öle gewonnen werden, und diese mit körperlichen Funktionen vergleicht, bekommen wir eine Vorstellung davon, wo und wie man ätherische Öle verwenden kann.

Wurzeln

Mit der Wurzel nimmt die Pflanze Nahrung auf. Sie sorgt für die Standfestigkeit und steht für alles, was mit Erdverbundenheit zu tun hat. Typische ätherische Öle aus Wurzeln sind z.B. Vetiver, Narde und Angelika, Öle, die körperlich und psychisch kraftspendend und stärkend wirken. Die Angelikawurzel ist in der Aromatherapie *das* Aufbaumittel schlechthin und wird nach schweren Krankheiten gerne zum Aufbau bei Alt und Jung angewendet.

Bei besonders kopflastigen Menschen, die sich im wahrsten Sinne des Wortes zu weit vom Boden entfernt haben, sind ätherische Öle aus Wurzeln auch besonders empfehlenswert, um die Standfestigkeit zu verbessern. Das Gleiche gilt für Kinder, die sich vorwiegend in Phantasiewelten ausleben – wobei Kinder nur mit Angelikawurzel behandelt werden sollten.

Narde oder Vetiver sind keine Wurzelöle für Kinder.

Blätter und Nadeln

Blätter und Nadeln sind die Atmungsorgane der Bäume, ihre »Lungen«. Licht spielt bei der Photosynthese eine wichtige Rolle. Da liegt nahe, dass ätherische Öle aus Blättern und Nadeln wie Eukalyptus, Kiefer, Zirbelkiefer und Douglastanne auf das menschliche Atemsystem heilend wirken. Öle aus Nadelhölzern vermitteln einen Bezug zur lichten Welt der Gedanken und wirken deshalb beim Lernen und bei Bürotätigkeiten unterstützend. (Für

Kinder ab zwei Jahren ist die »Ravansara-Zirbelkiefer« geeignet. Scharfe Düfte wie Eukalyptus, Kampfer oder Menthol sind für Kinder nicht geeignet.)

Blüten

Ätherische Öle aus Blüten und Blumen entsprechen sehr dem frühkindlichen Gemüt. Durch Wärme und Licht entfaltet sich die Blüte, stirbt ab und reift zur Frucht heran. Neroli, Rose, Ylang-Ylang, Lavendel sind Öle, die zur Aufheiterung des Gemüts geeignet sind. Diese Duftnoten sind für Kinder jeden Alters geeignet, weil sie all das geben, was wir mit Sonne, Licht und Leichtigkeit verbinden.

Früchte

Für Öle, die aus Früchten gewonnen werden, sind hauptsächlich Zitrusfrüchte geeignet. Orange, Mandarine und Grapefruit sind in südlichen Ländern beheimatet und daher viel Wärme und Sonne ausgesetzt. Die aus Zitrusfrüchten gewonnenen Öle haben eine sehr heitere, leichte und beschwingte Wirkung. Zitrusöle sind bis auf Zitrone gut für Kinder geeignet; Mandarine ist einer der Lieblingsdüfte von Kindern.

Samen

Im Samen sind sämtliche Informationen für die entstehende neue Pflanze gespeichert. Die Umwandlung vom Samen zur Pflanze kann man mit der menschlichen Verdauung, also mit dem Stoffwechsel, vergleichen. Kümmel,

Anis und Fenchel sind geeignete ätherische Öle, wenn man Probleme im Verdauungstrakt beheben will. Magen-Darm-Krämpfe und Blähungen sind typische Beschwerden von Säuglingen und Kleinkindern, die sich damit wunderbar beheben lassen, wobei Anis und Fenchel für Kinder zu bevorzugen sind.

Hölzer

Der Stamm des Baumes stellt die natürliche Verbindung zwischen der Wurzel (der Erde) und den Blättern (dem Himmel und des Lichtes) dar.

Im Yoga zum Beispiel wird der Baum als Sinnbild des Menschen verstanden: Der Mensch sollte fest auf der Erde stehen und sich zugleich nach oben, zum Geistigen und Himmlischen, ausrichten. Im Baumstamm, also im Menschen, verbinden sich beide Polaritäten.

Sandelholz ist der Duft, der das am besten repräsentiert: Zum einen steht er für die Erdverbundenheit (materielle Realitätsbezogenheit), zum anderen ist er offen für neue Gedanken und spirituelle Richtungen.

Sandelholz ist ein warmer Duft, der ausgleichend wirkt und uns Standfestigkeit gibt. Sandelholz ist für Kinder jeden Alters bestens geeignet.

Kräuter

Kräuter haben meist zwei Ausrichtungen: Durch ihre Blätter ist der Bezug zur Atmung da. Thymian, Ysop, Nanaminze sind Duftnoten, die bei Problemen mit den Atmungsorganen häufig angewendet werden.
Andererseits wirken Kräuter auch auf den Verdauungstrakt: Deshalb werden gerade in der südländischen Küche viele Kräuter und scharfe Gewürze zur

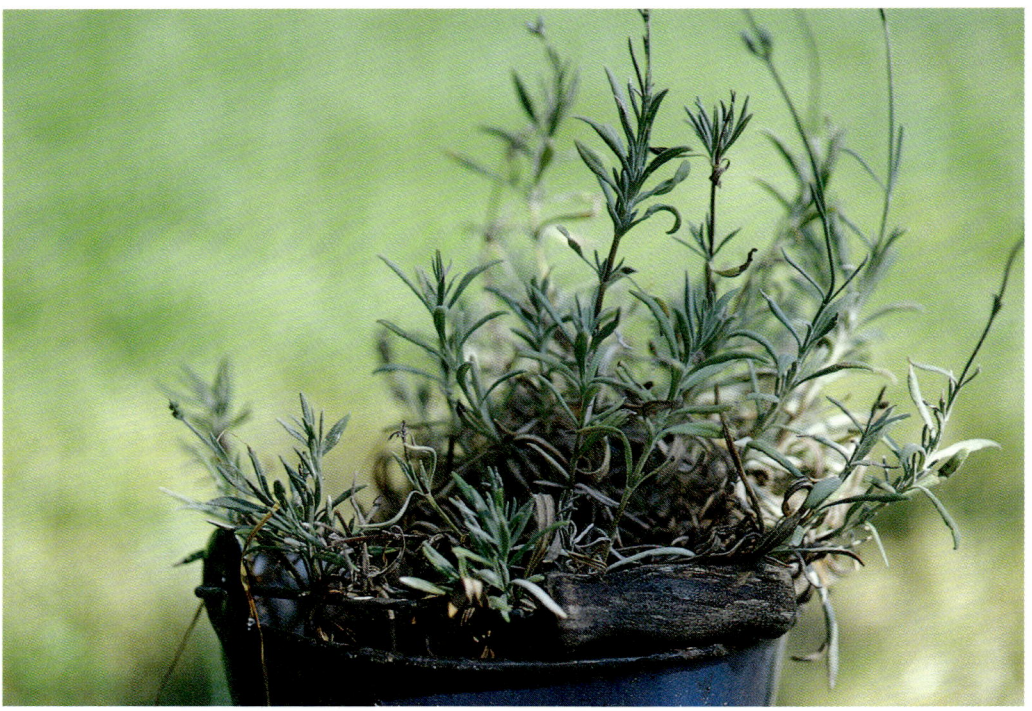

Unterstützung der Verdauung verwendet. Rosmarin, Basilikum, Oregano sind Beispiele dafür.

Es gibt aber spezielle Heilkräuter, die ganz spezifisch wirkende Öle hervorbringen. Salbei wirkt stark schweiß- und entzündungshemmend und ist nur bedingt für Kinder geeignet. Das Öl des Johanniskrautes wirkt gegen Niedergeschlagenheit und Nervosität und ist neben Ysop und Nanaminze für Kinder bei Erkältungen bestens geeignet.

Öle, die besonders für Kinder geeignet sind – als Massageöl oder in der Duftlampe

Grundsätzlich sollte man zur Massage als Basisöl nur rein pflanzliche Öle aus kalter Pressung verwenden, niemals Öle mineralischen Ursprungs. Synthetische Düfte, also künstlich hergestellte Düfte und chemische Konservierungsmittel, sind ebenfalls nicht geeignet, da diese Produkte und deren Inhaltsstoffe zu unerwünschten Reaktionen im Organ- und Stoffwechselbereich führen können. Sie irritieren zudem die natürlichen Hautfunktionen.

Für die Kleinkindmassage eignen sich folgende Basisöle besonders gut

- Mandel
- Das Mandelöl ist ein sehr mildes und reizarmes Öl, das für alle Hauttypen geeignet ist.
- Olive
- Olivenöl wirkt entgiftend bei allen Entzündungsprozessen und kräftigt außerdem den gesamten Organismus.
- Makadamia
- Wie alle Nussöle ist auch das Makadamiaöl sehr gehaltvoll und wirkt sich günstig auf Gedächtnisleistungen und das Konzentrationsvermögen aus.
- Jojoba
  Das Jojobaöl ist eigentlich ein Wachs und deshalb sehr haltbar. Es hat kaum einen eigenen Geruch und ist für alle Hauttypen geeignet.

Düfte, die für Kleinkinder und Kinder besonders geeignet sind

- Mandarine
- Orange
- Grapefruit
- Honig

Wenn Sie ein Basisöl ausgesucht haben, sollten Sie einen oder mehrere Düfte (ätherische Öle) hinzufügen.

Auf 10 ml Basisöl gibt man nicht mehr als einen Tropfen ätherisches Öl! Nur wenn Sie ausreichend Erfahrung mit ätherischen Ölen haben, können Sie von dieser Dosierung abweichen.

- Vanille
- Benzoe
- Lavendel
- Neroli
- Rose

Es lassen sich bis zu drei verschiedene Düfte für ein Massageöl verwenden. Zuerst müssen immer die ätherischen Öle miteinander vermischt werden, aus dieser Mischung gibt man dann einen Tropfen auf 10 ml Basisöl.

Achten Sie beim Kauf von Basisölen und ätherischen Ölen unbedingt auf hochwertige Qualität! Minderwertige Öle und Billigprodukte sind für Kinder denkbar ungeeignet. (Siehe Anhang!)

Für die Anwendung ätherischer Öle in der Duftlampe gilt: Ein bis maximal drei Tropfen eines ätherischen Öles oder einer ätherischen Ölmischung.

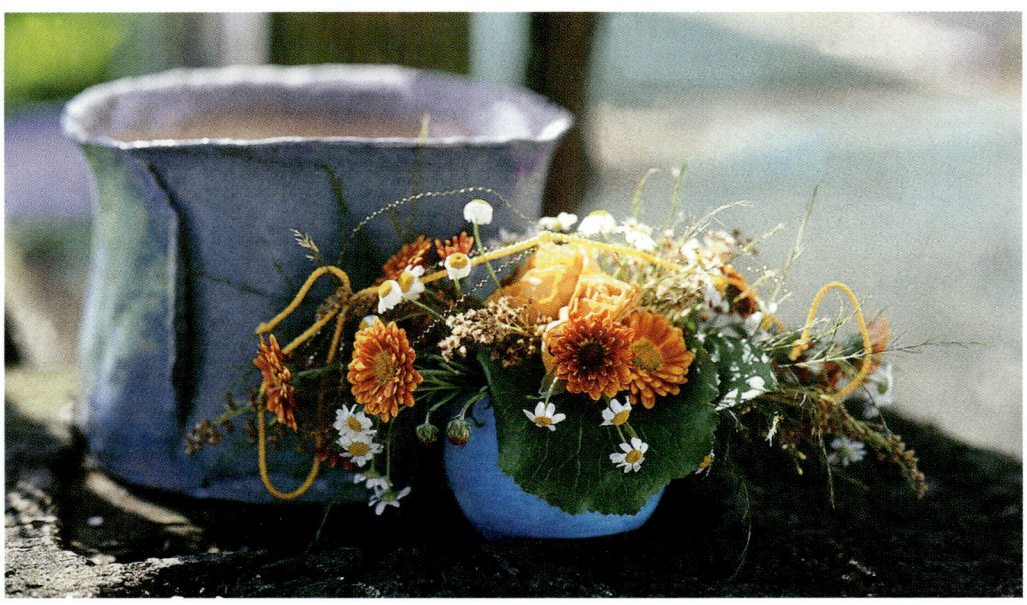

Musik

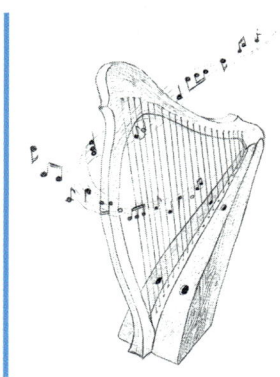

Wir leben in einer Zeit, in der jedes Bedürfnis miß-braucht, ausgebeutet und kommerzialisiert wird, und inzwischen gibt es sogar Musik, die ihrem eigentlichen Inhalt entfremdet ist – Musik, dazu gedacht, unsere Wachsamkeit, unseren Widerstand gegen den Kaufzwang in einem Geschäft zu schwächen; Musik, die produziert wird, um uns einzulullen und zu entmündigen.

Was noch schlimmer ist: Sie wird zunehmend lauter, und unser Gehör schützt sich durch Taubheit. So wie Hände bei schwerer Arbeit Schwielen bekommen, setzen wir Taubheit als einzige Verteidigungswaffe gegen die erbarmungslos steigenden Dezibel unserer bedrohlich lärmenden Umwelt ein.

Yehudi Menuhin

Licht und Farbe sind, wie auch die Musik, Schwingungen. Musik ist hörbare Schwingung. Manche Schwingungen erhöhen die Lebenskraft, andere schwächen sie, was zum Beispiel beim Dauerkonsum bassreicher, elektronischer Techno- und Rockmusik der Fall sein kann. Immer mehr Menschen erfahren und empfinden, wie nervtötend und erstickend eine permanente, stereotype Musikberieselung oder überhaupt permanenter Lärm auf uns wirkt.

Wir alle kennen aber auch die wunderbare Wirkung, die Musik auf uns haben kann: Mitunter beschert sie uns glückselige Momente, die wir sonst kaum kennen. Musik wird so zur Labsal für Körper, Geist und Gemüt.

Bei fast allen wichtigen Ereignissen im Leben wird Musik aufgespielt: bei Festen, in der Kirche und beim Militär. Es gibt Hochzeitsmärsche, Kirchenmusik (Gospels), Trauermärsche und Wiegenlieder.

Die Klangtherapie zeigt neben anderen Musiktherapien, dass Musik heilend wirkt. Ihre Wirkung geht sogar so weit, dass zum Beispiel Patienten auf Intensivstationen aus dem Koma geholt werden können.

Aber auch bestimmte Lernblockaden im Bereich von Lese- und Rechtschreibschwächen können durch die Klangtherapie behoben werden. In Deutschland arbeiten inzwischen verschiedene Lernstudios unter Zuhilfenahme von Musik.

Im Rahmen der Kleinkindmassage hat die Musik neben den taktilen und visuellen Reizen sowie den Reizen, die wir über die Nase aufnehmen (Riechen), die Bedeutung eines weiteren sinnvoll einzusetzenden Sinnesreizes. Inzwischen hat uns auch die Wissenschaft bestätigt: Bestimmte akustische Reize wirken heilend auf das Gehirn und das gesamte Nervensystem. Sogar die Zellen der Großhirnrinde können sich durch bestimmte akustische Signale regenerieren!

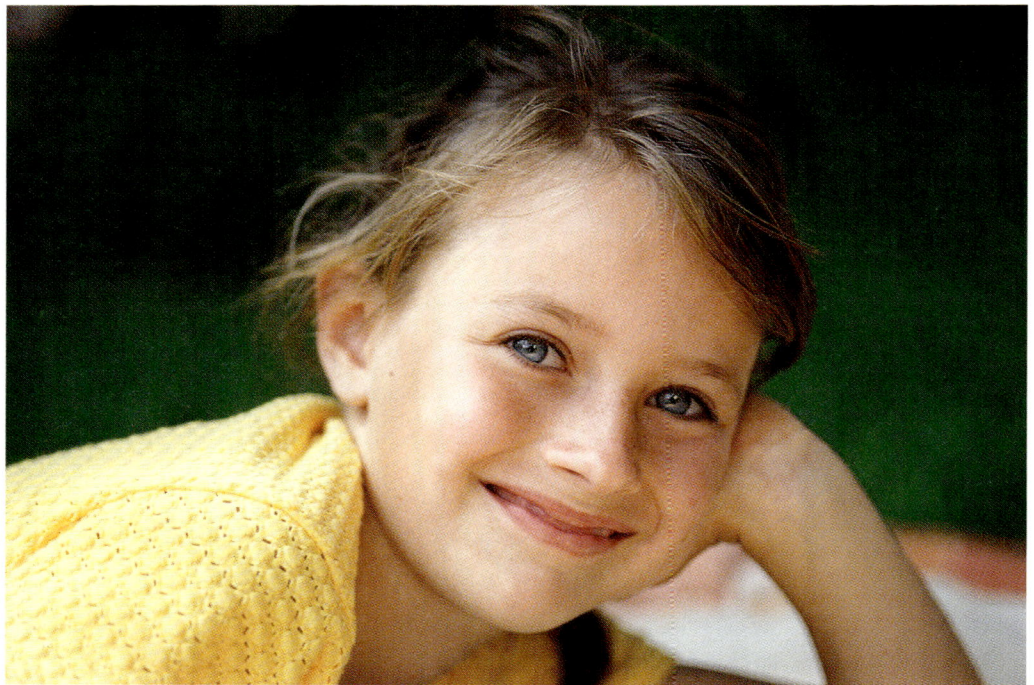

Wie bei allen Sinnesreizen werden auch bei Klängen und Musik neue Gehirnverknüpfungen angelegt und somit die Strukturen im Gehirn erweitert.

Je weiter sich diese Verknüpfungen verfeinern, umso mehr ist ein
Mensch in der Lage, seine eigene Persönlichkeit zu entfalten und seine ganz
individuellen Anlagebedingungen auch praktisch umzusetzen. Erst die feinere
»Ausarbeitung« des Gehirns befähigt den Menschen, bestimmte, ihm eigene
Anlagen, Begabungen und Talente auch praktisch im Leben zu verwirklichen.

Musik kann also dazu beisteuern, den Weg eines Menschen zu seiner individuellen Verwirklichung zu ebnen.

Folgende Punkte müssen dabei erfüllt werden:

- Der Klang muss in jedem Fall Frequenzanteile von mehr als 20000 Hertz aufweisen, niedere Frequenzen dürfen dabei nicht fehlen.
- Die Musik muss obertonreich sein (je obertonreicher, desto wirkungsvoller).
- Musikalische Klänge sollten mehr über das rechte als über das linke Ohr aufgenommen werden (Integration beider Gehirnhälften).

Bahnbrechende Studien zu diesem Thema machte der französiche Hals-Nasen-Ohren-Arzt Alfred A. Tomatis. Seine Forschungsergebnisse zeigen, dass das Ohr das wichtigste »Organ der Menschwerdung« und das Hören unser am frühesten entfalteter Sinn ist.

Wie kann ich im Kleinkindalter Musik passend einsetzen?

Bei der Kleinkindmassage können wir zum einen durch das »Vokalsingen«, bei dem das Kind mitsingt, eine geeignete Schwingung aufbauen. Je nach Vokal kann man auf diese Weise einen bestimmten Körperbereich in eine ordnende und heilende Schwingung bringen.

Das Erklingen der mütterlichen oder väterlichen Stimme ist für das Kind bei der Massage natürlich der beste Tonträger! Die vertrauten Stimmen fördern die Entspannung und sorgen rundum für ein wohliges Gefühl.

- Das »I« schwingt im Kopfbereich,
- das »E« im Halsbereich,
- das »A« im Brustkorb,
- das »O« im Oberbauch,
- das »U« im Unterleib.

Wenn Sie sich das merken, haben Sie während der Massage die Möglichkeit, direkten Einfluss auf bestimmte Körperbereiche zu nehmen.

Ruhige, entspannende Musik ist aber auch eine wunderbare Begleitung zur Kleinkindmassage, wenn sie »aus der Konserve«, also von einem künstlichen Tonträger kommt. Geeignet ist hierfür besonders:

- Klassische Musik: z.B. Mozart, Beethoven, Bach
- Indische Musik: Bambusflöte
- Meditations- und Entspannungsmusik: unbedingt mit Originalinstrumenten!
- Naturgeräusche: analog aufgenommen

Die Kleinkindmassage versucht, alle Sinnesebenen anzusprechen. Die Musik soll dabei natürlich die Entspannnung fördern. Im Sinne der Empfindungsschulung möchte die Musik ganz besonders das »Hinhören« fördern und auch die Aufnahme von Rhythmen entwickeln.

Das »Zuhören« und »Hinhören« – auch im Gespräch – ist eine Kunst, die heute vielen Menschen (Erwachsenen und Kindern) verloren gegangen ist. Aufgrund permanenter Reizüberflutung ist das Hören in den Hintergrund geraten. Statt dem anderen zuzuhören, geht es vielen Menschen heute eher darum, sich selbst darzustellen. Dieses Verhalten und die Tatsache, dass der visuelle Konsum heute mehr Raum einnimmt als je zuvor, führt dazu, dass das Gehör als einer unserer wichtigsten Sinne zu wenig beachtet wird.

Die Bedeutung des Wortes »Hören« ist vielschichtig: Es meint horchen, einer Aufforderung nachkommen, aber auch gehorchen, folgen und lauschen.

Kleinkinder sind von Natur aus offen und aufnahmebereit. Das Hören im Sinne von »Hinhorchen« und »Zuhören« ist bei Kleinkindern noch mühelos schulbar und entwicklungsfähig.

Welche Musik ist für kleine Kinder geeignet?

Da Kinder Sinnesreize generell nur begrenzt und in der richtigen Dosierung aufnehmen können, ist es auch beim Hören und Vorspielen von Musik wichtig, das Kind nicht zu überreizen. Bis zu fünf Instrumente maximal können Kinder parallel hören, aufnehmen und verarbeiten, ohne davon überfordert zu sein. Große Sinfonieorchester zum Beispiel sind aus diesem Grund weniger empfehlenswert.

Musikempfehlungen

- Klassische europäische Musik
- Barockmusik
- Blasmusik, Marschmusik
- Indische Musik

- Urtöne, Planetentöne (Sandavamusik); Stimmgabeln, auf Planetentöne gestimmt
- Moderne Meditations- und Entspannungsmusik
- Naturgeräusche

Informationen über ausgefallene oder spezielle Musikrichtungen (indische Musik, Urtöne) bekommen Sie in jedem guten Fachgeschäft. Moderne Meditations- und Entspannungsmusik und Naturgeräusche sollten nicht aus synthetischer Produktion stammen!

- Egal, ob ein Ton entsteht, indem eine Saite angeschlagen oder in eine Flöte geblasen wird, welches Instrument auch immer: Einen einzelnen Ton für sich allein gibt es eigentlich gar nicht. Jeder Grundton ist nämlich von Obertönen begleitet.

- Je mehr hohe, helle Obertöne mitschwingen, desto brillanter und strahlender wird der Klang sein.

Musik zur Unterstützung beim Einschlafen

Babys und Kleinkinder schlafen besonders gut, wenn aus dem Hintergrund gewohnte Haushaltsgeräusche erklingen. Sie »wissen« dann, dass Mutter oder Vater in der Nähe ist, und fühlen sich sicher und geborgen. Genauso wirkt Musik beim Einschlafen: Sie nimmt Ängste, fördert Entspannung und schafft die nötige »Wachheit«, die zum Einschlafen notwendig ist.

> *»Sie erinnern sich bestimmt an Situationen, in denen Sie trotz großer Müdigkeit nicht einschlafen konnten. Was war passiert?! Der Mensch braucht, so sonderbar es auch klingt, eine bestimmte Konzentration oder Wachheit, um einschlafen zu können. Wenn diese nicht vorhanden ist, ist das Einschlafen fast unmöglich. Viele Erwachsene lesen aus diesem Grund, wenn sie zu Bett gehen, ein paar Seiten, andere machen einen kurzen Spaziergang oder trinken sogar eine Tasse Kaffee. Bei Kindern kann der ideale Einschlafzustand am besten mit Musik und einem gleich bleibenden Einschlafritual erreicht werden.«*

Musik zur Förderung der Eigenaktivität

Blasmusik und Marschmusik provozieren bei Kindern psychische und physische Aktivität. Sie geht scheinbar automatisch »in Fleisch und Blut« über und verleitet zu körperlicher Aktivität. Stimmig mit Takt und Rhythmus, versuchen Kinder, diese Musik in Bewegungen umzusetzen. Gerade in Kindergärten werden Märsche gerne aufgespielt, um im Takt zu springen, zu laufen und zu marschieren. Bei den Drei- bis Vierjährigen gehört diese Musik auf die Hitliste!

> *»Sie sollten es nicht versäumen, Ihrem Kind auch Zugang zu dieser Musik zu verschaffen, auch wenn Sie selbst kein Fan dieser Musikrichtung sind! Die Rhythmik dieser Musik fördert eindeutig den Entwicklungsschritt zur Eigenaktivität.«*

Farben

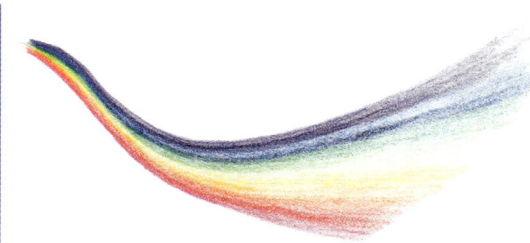

Farben sind sichtbare Schwingungen, wobei jede Farbschwingung ihre eigene, spezifische Wirkung hat.

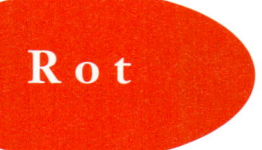

Rot steht zum Beispiel für Aktivität und Wärme. Rot ist anregend, erweitert die Blutgefäße und fördert die Durchblutung. Bekannt ist zum Beispiel das Rotlicht als therapeutische Maßnahme.

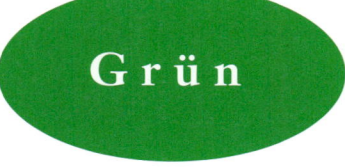

Grün ist die Farbe, die am meisten wohl tut und beruhigt. In der Farbtherapie ist sie die einzige Farbe, die keine Gegenreaktion auslöst. Man kann sie nicht überdosieren, weil sie in ihrer Wirkung immer sanft bleibt.

Helle Grüntöne stehen insbesondere auch für Frische und Lebendigkeit.

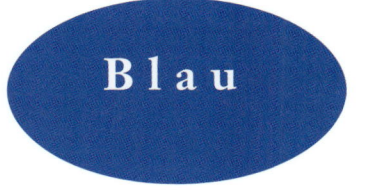

Blau

Der wichtigste Aspekt der Farbe Blau ist seine kühlende Wirkung. Blau wirkt kühlend und gefäßverengend, was besonders bei akuten entzündlichen Erkrankungen positiv sein kann. Blau ist wie Grün beruhigend, wirkt aber schneller und intensiver.

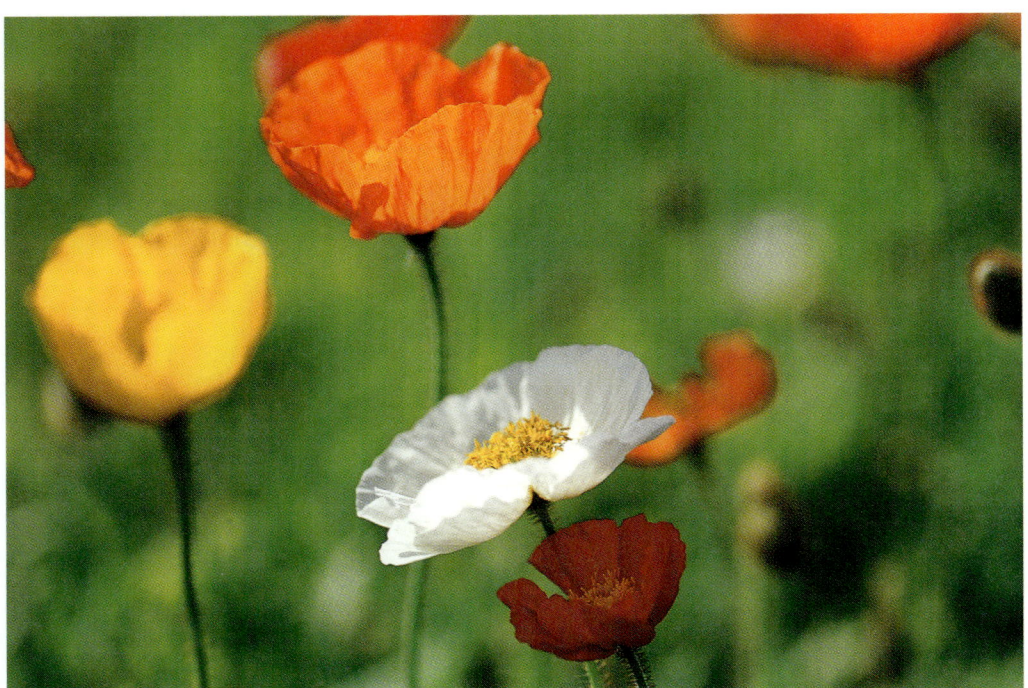

G e l b

Gelb gehört zu den warmen Farben und symbolisiert Licht, Wärme und Aktivität. Gelb fördert besonders die Konzentration.

»Die meisten Menschen assoziieren bei Zitrusfrüchten die Farbe Gelb. Interessant dabei ist, dass die ätherischen Öle, die aus Zitrusfrüchten gewonnen werden, genau wie die Farbe Gelb aufheiternd, konzentrationsfördernd und wärmend auf das Gemüt wirken.«

O r a n g e

Diese Farbe ist eine Mischung aus Gelb und Rot und so ist auch ihre Wirkung: Sie ist weicher und sanfter als pures Rot oder Gelb. Gerade für Kinder ist Orange deshalb eine sehr gute Alternative.

B r a u n

Braun symbolisiert immer das Erdverbundene, das Bodenständige und Realitätsbezogene. Ursprünglich war Braun die Farbe, mit der man Kinder eingekleidet hat. Kleidung war lange Zeit nur in Naturtönen wie Beige und Braun verfügbar. Auch Holzmöbel waren früher in jedem Kinderzimmer selbstverständlich.

Intuitiv gestalten viele Eltern die Kinderzimmer in warmen und weichen Farbtönen. Mit ganz einfachen Mitteln lassen sich hier Farben einbringen:

Kleidung, Bettwäsche und Dekorationsgegenstände sorgen zum Beispiel für die spezifische Stimmung der jeweiligen Farbe in der Umgebung des Kindes. Die Farbgestaltung sollte allerdings nicht zu »kunterbunt« sein: Günstiger wirken Farben, die Ton in Ton sind.

Eine Ausnahme stellen die Regenbogenfarben in ihrer typischen Anordnung dar, weil sie uns in dieser Reihenfolge immer günstig beeinflussen. Eine etwas intensivere Farbwirkung erreicht man durch leicht getönte Glühbirnen. Ein sanftes, grünes Licht eignet sich besonders zum Einschlafen, weil es beruhigend wirkt und den Kindern die Angst vor der Dunkelheit nimmt.

»In den letzten Jahren wurden verstärkt Farblichtquellen gegen die Winterdepression eingesetzt. Für Kinder, die eine gewisse Aufheiterung vertragen können, empfehle ich sanfte Farbtöne aus dem Bereich Gelb oder Orange.«

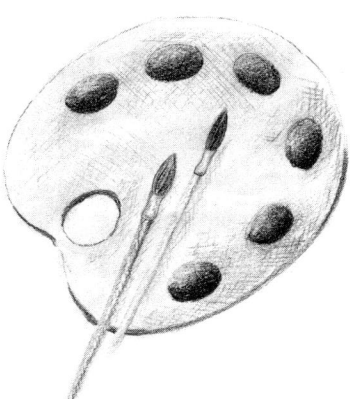

Aufbau und Strktur der Harmonischen Kindermassage

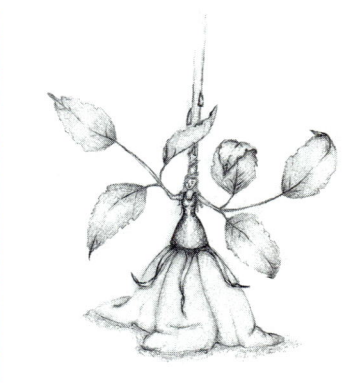

»Die Kleinkindmassage muss das Kind da abholen, wo es steht.«

Die *Harmonische Kindermassage* entspricht dem Entwicklungsstand Ihres Kindes im jeweiligen Lebensabschnitt und geht Hand in Hand mit den klassischen Entwicklungsschritten. So vielfältig und unterschiedlich diese Schritte im Kleinkindalter auch scheinen mögen, die Kindermassage ist für alle Altersstufen geeignet, weil sich jedes Kind unbewusst, seinem Entwicklungsstand gemäß, das aus dem Massageprogramm herausfiltert, was es gerade für seine Unterstützung braucht.

Die wichtigsten Entwicklungsschritte in der Kleinkindphase:

- Bereits Erlerntes weiterentwickeln und verfeinern: zum Beispiel vom einfachen Laufen zu fast akrobatischen Bewegungsabläufen
- Neues dazulernen: Es finden weitere Verknüpfungen der Synapsen im Gehirn statt.
- Drang zur Eigenaktivität, zu selbstaktivem und kreativem Tun.
- Ruhiges Beobachten, stilles Wahrnehmen (gewahr werden); eine der schwierigsten »Übungen« in der Kleinkindzeit, da sie oft durch den Drang nach Eigenaktivität stark überlagert werden.
- Erlebtes sprachlich ausdrücken; beim Nacherzählen wird das bildhafte Denken in der rechten Gehirnhälfte aktiviert, Sprachbilder werden geschaffen.
- Erweiterung des eigenen Radius, das Nest verlassen und das soziale Umfeld durch Kontakte mit anderen erforschen. In dieser Phase wird der Grundstein zu sozialem Verhalten gelegt. (Kinder massieren Kinder, d.h. Kontakt mit anderen üben.)
- Aufbau der körpereigenen Abwehr und Immunkraft; in diesem Zeitraum vom Kindergarten bis zur Schule treten viele Kinderkrankheiten und Infekte auf, der Körper übt sein Abwehrsystem.

Ständig sind Kleinkinder bereit dazuzulernen und Neues aufzunehmen. Voller Neugierde greifen sie alles Unbekannte auf, versuchen es zu verstehen und in bereits bestehende Konzepte zu integrieren.

Es ist ein echtes Urbedürfnis, das sie in dieser Phase spüren: das Erlernte möglichst schnell praktisch anzuwenden und umzusetzen. Eltern werden in dieser Phase ihres Kindes immer wieder mit Äußerungen wie »Ich will, lass mich selber machen, ich kann« konfrontiert.

Willensbekundungen dieser Art zeigen ganz deutlich das Bedürfnis des Kindes, alles, was es schon gelernt hat, selbst aktiv auszuführen.

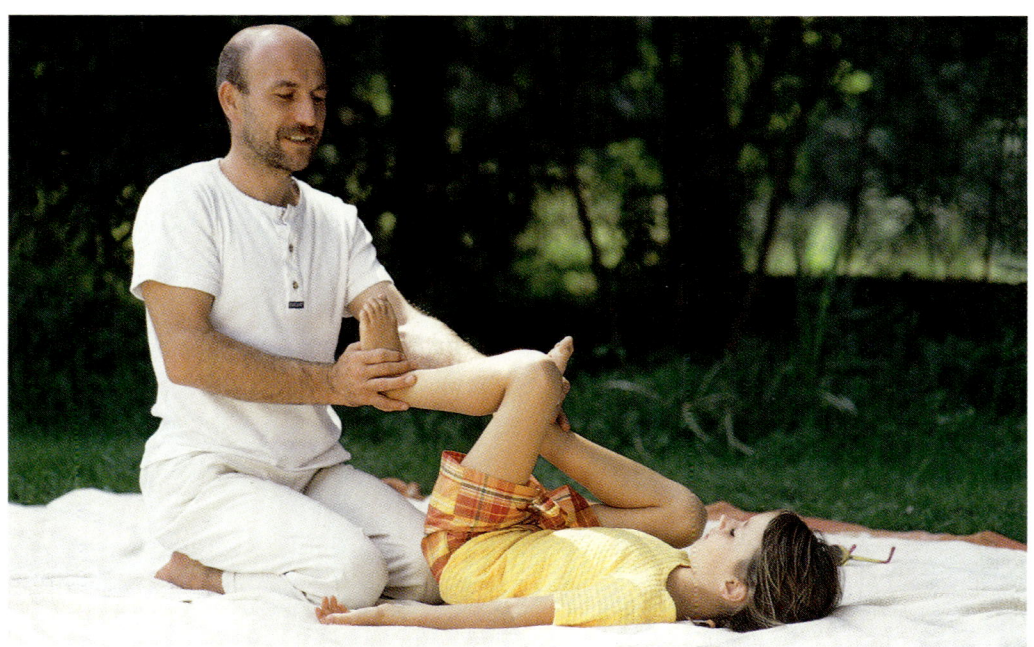

Dieser Wille zur Eigenaktivität wird nie wieder so stark sein wie in der Kleinkindphase bis etwa zum Beginn der Schulzeit. Diese spannende Zeit birgt so viele Entwicklungsschritte in sich, wie es sie nie wieder im Leben geben wird: Die Motorik verfeinert sich immer mehr, vom Laufen geht es zum Springen, Rennen, Balancieren. Die Sprache verfeinert sich zusehends: Die Kinder bilden Sätze und erzählen dann Geschichten. In dieser Zeit machen Kinder eine unglaubliche Entwicklung durch.

Hier genau setzt die *Harmonische Kindermassage* an: Sie enthält Elemente, die diesen Entwicklungsschritten gerecht werden. Das Kind wird durch die Massage darin gefördert, seine bereits bestehende Eigenaktivität noch weiter zu entwickeln, und es werden ihm neue Lerninhalte angeboten. Bereits Erlerntes kann auf diese Weise vertieft, neu zu Lernendes kann leicht aufgenommen und parallel dazu selbst aktiv umgesetzt werden.

Die Massage sollte natürlich nicht nur die Eigenaktivität unterstützen, auch das passive Element sollte genügend Raum bekommen und die Kinder sollten die Berührungen in Ruhe aufnehmen.

Manche Kinder schaffen diesen Schritt nur schwer, sie haben große Probleme, von der Aktivität zur Ruhe umzuschalten, sich ganz dem Gewahrwerden und Empfangen hinzugeben. Ein ganz typischer, problematischer Zeitpunkt ist hier für viele Kinder der Schulanfang. In Ruhe auf dem Stuhl sitzen zu bleiben, dem Lehrer zuzuhören und das Gesagte aufzunehmen ist für ABC-Schützen oft ein Kunststück. Der natürliche Drang zur Eigenaktivität überlagert dann alles andere. Ruhe und Gelassenheit, den Dingen zu lauschen, sie still zu beobachten und in Ruhe aufzunehmen sind oft – auch mangels eines Vorbildes – verloren gegangen.

Unser geschäftiges Leben, wie wir es heute führen, tut das Seinige natürlich dazu. Die meisten Kinder sind heute ständigen akustischen und visuellen Reizen ausgesetzt: Musikanlage, Fernseher, Computer sind inzwischen Bestandteil fast jeden Kinderzimmers geworden. Auch der Alltag unserer Kinder ist heute primär auf Aktivität ausgerichtet. Der natürliche Wechsel von Aktivität und Ruhe ist zugunsten der Aktivität oft verloren gegangen, die Kinder haben keinen ausgeglichenen Rhythmus mehr.

Kinder brauchen heute Hilfe und Unterstützung, um wieder in Ruhe Dinge aufnehmen und betrachten zu können.

»In unserer Zeit ist vielen noch nicht bewusst geworden, wie wichtig das ruhige Hinhören und Zuhören sind. Wenn Kinder diese Fähigkeit nicht lernen konnten und Eltern verpasst haben, sie wieder dahin zu führen, kann dieses Manko später Störungen wie zum Beispiel erhöhte Stressanfälligkeit zur Folge haben.«

Nervöse Kindergarten- und Schulkinder sowie nachtaktive Kinder sind nur ein Beispiel dafür, wenn der Entwicklungsschritt des Zuhörens, Empfindens und ruhigen Aufnehmens nicht zur Entfaltung gekommen ist.

Aus diesem Grund integriert die *Harmonische Kindermassage* neben den aktiven Massagegriffen auch Elemente zur Empfindungsschulung, die passiv stattfinden und beim Kind das Hinhorchen fördern.

Die unten aufgeführte Kurve veranschaulicht den rhythmischen Aufbau der Kindermassage:

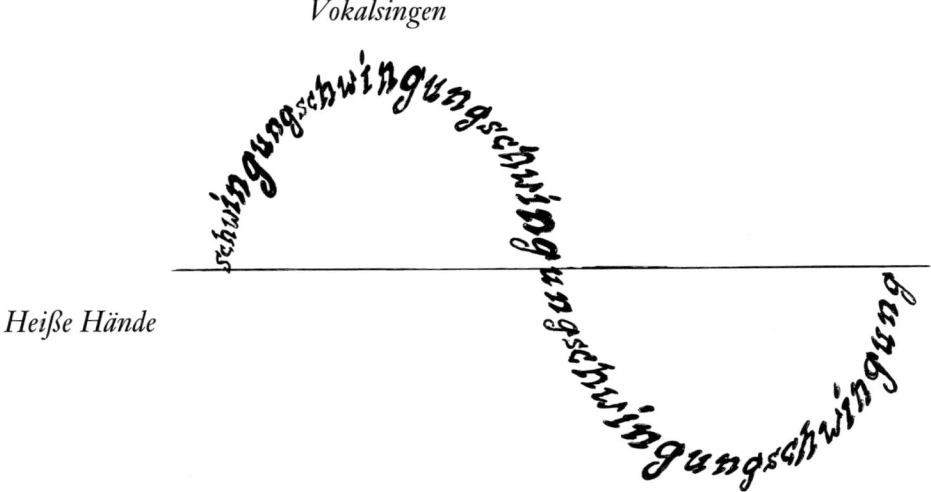

Vokalsingen

Heiße Hände

Empfindungsschulung

Am O-Punkt der Welle stellen die »Heißen Hände« und die Berührung der Füße den Ausgangspunkt dar. Rhythmus und Intensität der Massage wachsen dann kontinuierlich an, die Griffe werden bis zum Scheitelpunkt der Welle immer intensiver. Das Vokalsingen markiert den Höhepunkt. Nach dem Überschreiten des Scheitelpunktes nimmt die Aktivität und die Intensität der Griffe wieder ab. Mit der »Empfindungsschulung« durchschreiten wir das Wellental und die nachfolgenden, sanften Griffe und einfachen Bewegungen führen uns zum O-Punkt zurück.

Vorbereitung zur Massage

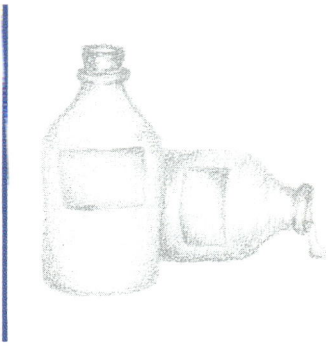

Eine kuschelige Atmosphäre, in der man sich entspannt und wohl fühlt, kann sich natürlich nur in einem wohl temperierten Zimmer aufbauen. Die Raumtemperatur sollte nicht zu niedrig sein, sodass man sich in leichter Kleidung wohl fühlt. Da Kinder kleine Rituale und gleich bleibende Rhythmen lieben, ist es auch günstig, wenn die Massage immer in demselben Raum stattfindet. Viele Kinder helfen gerne mit, wenn es um die gemütliche Gestaltung eines Platzes für die Massage geht! Wenn sie bei den Vorbereitungen helfen, stellen sie sich dabei schon auf die Massage ein. Ganz nebenbei und ungezwungen lernen sie auf diese Weise Verantwortung zu übernehmen, wodurch auch ihr Selbstwertgefühl wächst. Manche Kinder geben auch von sich aus das Signal »Ich will massiert werden!«, wenn sie selbständig Vorbereitungen für die Massage treffen.

Ein warmes Licht, eine Kerze, eine Duftlampe und leise Musik runden die wohlige Situation ab und fördern Ruhe und Gelassenheit.

Nicht zu vergessen natürlich eine kleine Schale mit dem Massageöl! Lassen Sie Ihrer Freude an der Gestaltung freien Lauf!

Feste Regeln, wie häufig Sie Ihr Kleinkind massieren sollten, gibt es nicht. Bei kleineren Kindern ist es wünschenswert, täglich und möglichst zu demselben Zeitpunkt zu massieren. Bei älteren Kindern spielt sich meistens ein Rhythmus von ein- bis zweimal die Woche ein.

Es hat sich gezeigt, dass ein günstiger Zeitpunkt für die Massage kurz vor dem Schlafengehen ist! Ein Nebeneffekt, der übernächtigten Eltern zugute kommt: Die Kleinkindmassage fördert das Einschlafen und ruhige Durchschlafen!

Grundsätzlich sollten Sie Ihr Kind aber nie unter Zeitdruck massieren. Wählen Sie eine Tageszeit aus, in der Sie ohne Termindruck mit dem Kind verweilen und die Zeit der Massage auch selbst genießen können. Dann besteht auch die Möglichkeit, eventuelle innere Unruhen während der Massage abzubauen. Es macht keinen Sinn, eine Stimmung herzustellen und Ruhe zu erzwingen, wenn Sie beides innerlich nicht aushalten.

Wenn möglich, stellen Sie Ihr Telefon weg oder stellen Sie es leise. Jede Unruhe, jede Hektik oder Nervosität überträgt sich auf Ihren Schützling und die Massage kommt nicht bei ihm an.

Als Unterlage eignet sich alles, was man auf den Boden legen kann und was weich und warm ist. Auf Schaffellen und kuscheligen Wolldecken fühlen sich auch kleine Kinder noch wohl!

Wichtig ist, dass Sie um den Massageplatz herum noch genug Raum haben, um das Kind von allen Seiten behandeln zu können, und dass Sie immer eine Decke zur Hand haben, um Ihr Kind teilweise oder ganz abzudecken.

Alle Kinder sind verschieden und reagieren auf die Massage auch je nach Gemüt unterschiedlich. Kleine Aktivitätsbündel sollte man deshalb zügig und mit aktiven Griffen behandeln, um damit nach und nach die Spannung zu verringern.

Denken Sie wieder daran, das Kind da abzuholen, wo es gerade steht. Es hat keinen Zweck, eine ausgeglichene und gelassene Stimmung zu erzwingen, wenn der kleine Zappelphilipp zu Beginn der Massage noch voller Tatendrang ist.

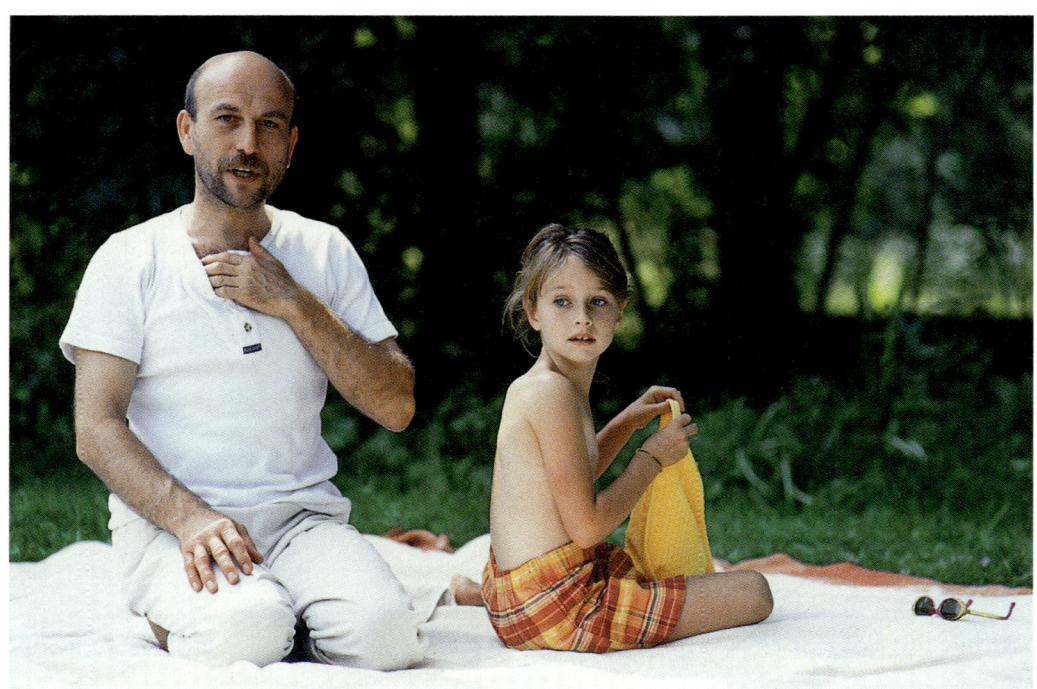

Praktischer Teil

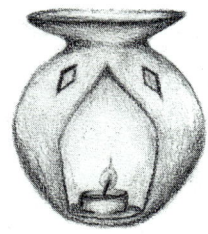

Die Massagegriffe lassen sich folgendermaßen unterteilen:

- Aktive Griffe
- Griffe zur Empfindungsschulung
- Bewegungsübungen
- Erweiterungsgriffe

Die Erweiterungsgriffe sind Sondergriffe und haben den Sinn, Variationsmöglichkeiten zur Massage anzubieten. Zum Teil unterscheiden sie sich erheblich von den anderen Massagegriffen und werden nur drei- bis viermal angewendet.

Wie bei der Babymassage ist bei der Kindermassage die Einhaltung der Reihenfolge wichtig. Es kommt darauf an, dem Kind ein gleich bleibendes Grundmuster anzubieten, das durch Variationen ergänzt und variiert werden soll. Diese, für die Kleinkindmassage typischen Erweiterungsgriffe sind für das Kind eine Hilfe, seine bereits angelegten Grundmuster zu erweitern und zu verfeinern.

Die aktiven Griffe wirken als direkte Stimulation auf das Kind, sie sind eher kraftvoll und energiereich.

Die Griffe zur Empfindungsschulung dagegen sind leichter und sanfter und wollen das kindliche Gespür fördern.

Bitte bedenken Sie immer, dass das Schema, das im Folgenden vorgestellt wird, als roter Faden und in der ersten Zeit als Gedächtnisstütze dient. Wichtiger als eine exakte Reihenfolge ist das harmonische Miteinander und der Genuss an der Berührung. Starre Regeln haben bei der Kindermassage keinen Platz. Hier geht es um Rhythmus und um eine klare Linie.

Ungefähr ein bis zwei Minuten wird jeder Griff der Massage wiederholt, wobei diese Zeit kein Muss ist. Die Zeitenangaben sind nur als Richtlinien gedacht und nicht zum Mitzählen! Sie werden sicher bald erspüren, welche Griffe Ihr Kind besonders gerne hat und welche es eher scheut. Nach dieser Lust und Laune richtet sich dann auch ganz individuell die Dauer der Massage: Lieblingsgriffe dürfen also ruhig etwas länger angewendet werden; Griffe, die das Kind eher als unangenehm empfindet, können Sie ruhig reduzieren, aber nicht ganz auslassen.

Manchmal ist die Massage als Komplettprogramm aus irgendeinem Grund für die Mutter, den Vater oder das Kind zu viel. In diesem Fall können Sie sich auch auf bestimmte Körperbereiche beschränken.

»Ich empfehle trotzdem immer, möglichst oft die komplette Massage anzuwenden. Der rhythmische Aufbau, der der Entwicklung des Kindes entspricht, bleibt so erhalten. Für Massage-Neulinge gilt das natürlich nicht: Sie sollen die Massage peu a peu aufbauen.«

Rückenlage

Fuß und Waden

1. Heiße Hände

Wenn Sie für einen angenehmen und passenden Platz zum Massieren gesorgt haben, können Sie es sich und Ihrem Kind bequem machen. Da manche Kinder schnell frieren, sollte man sie erst einmal mit einer Kuscheldecke zudecken und nur den Körperteil freimachen, der gerade behandelt werden soll.

Um Ihr »Handwerkszeug«, Ihre eigenen Hände, auf die Massage vorzubereiten, reiben Sie Ihre Handflächen so fest aneinander, dass Sie das Gefühl haben, sie würden glühen.

Legen Sie die Hände dann direkt auf die nackten Fußsohlen Ihres Kindes und verweilen Sie dort einen Augenblick.

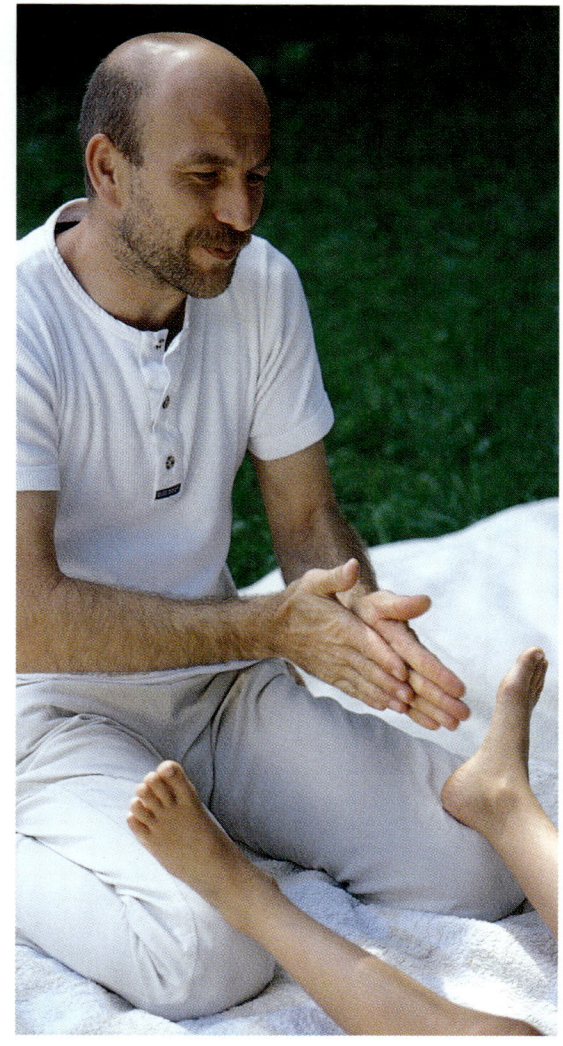

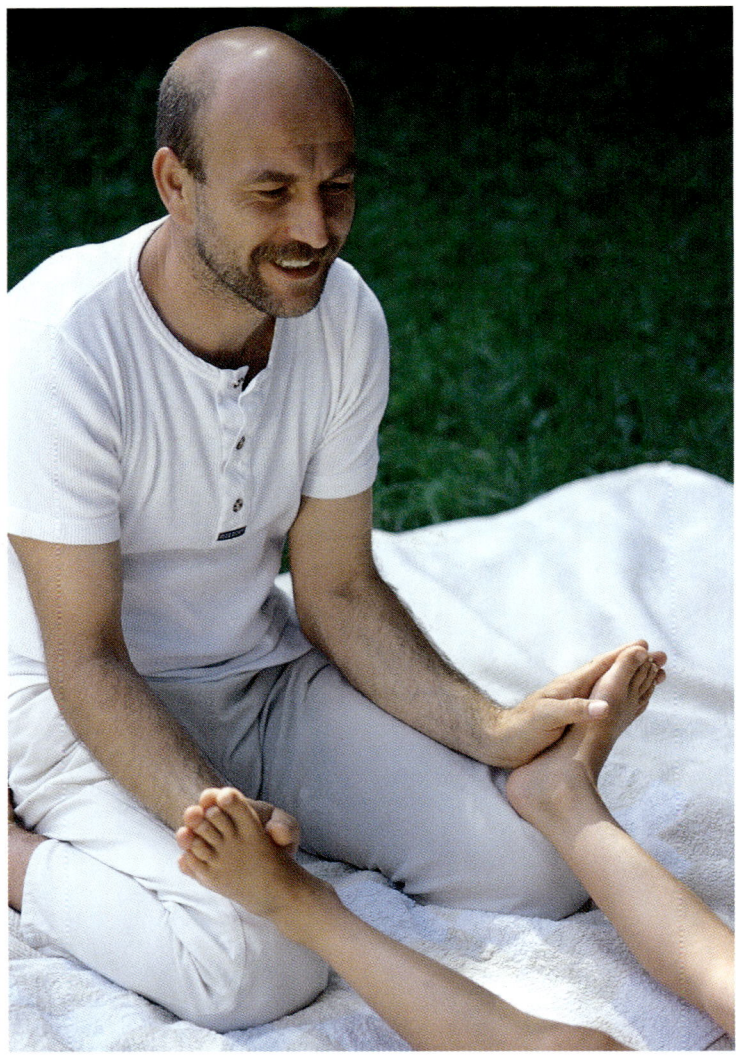

Diesen Griff können Sie ein- bis zweimal wiederholen.

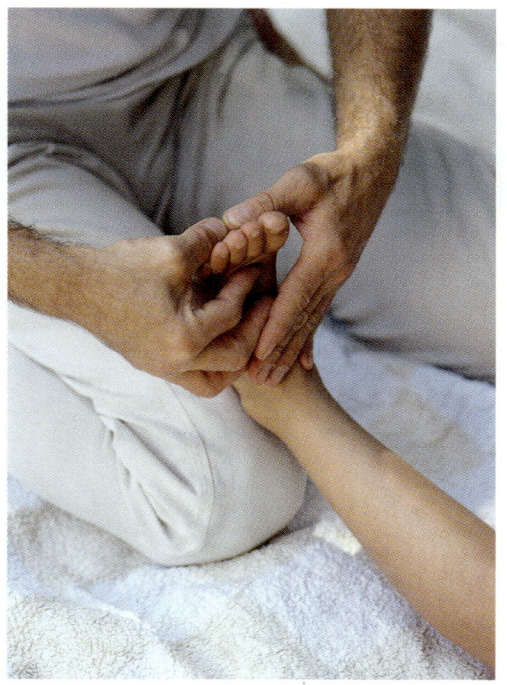 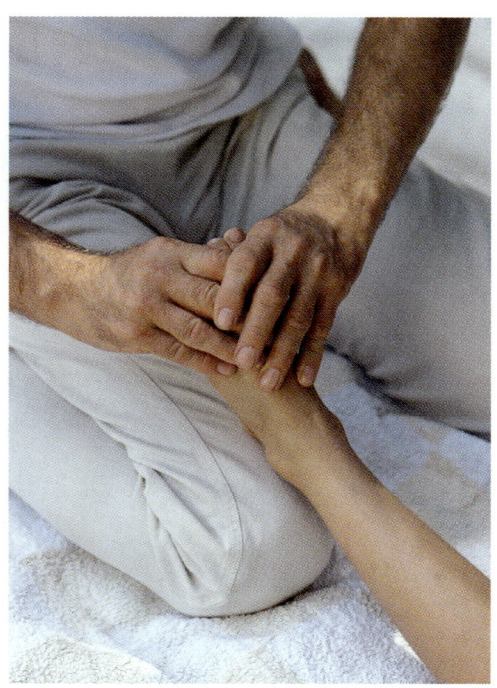

2. Die Welle

Bei diesem Griff wird der Fuß des Kindes wellenartig durchgearbeitet. Mit beiden Händen greifen Sie den Fuß von links und rechts, die Daumen liegen dabei auf der Fußsohle. In einer gegenläufigen Bewegung arbeiten sich Ihre Finger und Ihr Daumen den Fuß entlang und ziehen ihn dabei leicht zum eigenen Körper.

Durch den Wechsel von Bewegung und Gegenbewegung entsteht ein wellenartiger Massagegriff.

Erschrecken Sie nicht, wenn bei diesem Griff die Zehen auch einmal knacksen. Das ist völlig normal!

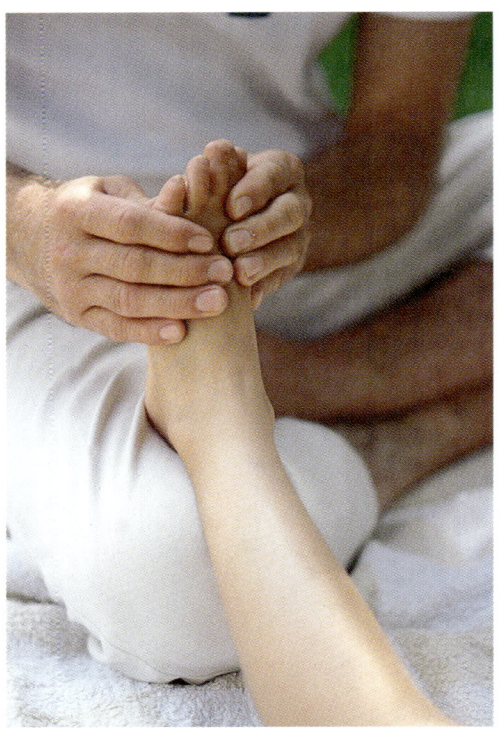 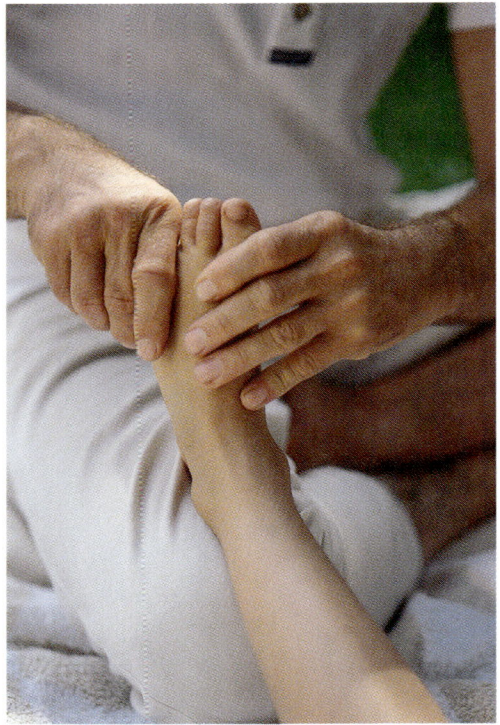

3. Zeitung zerreißen

Wenn Sie sich vorstellen, dass Sie eine Zeitung zerreißen, können Sie diesen Griff am einfachsten nachvollziehen!

Der Fußballen wird mit Daumen und Fingern gehalten, wobei die Daumen wieder auf der Fußsohle liegen.

Durch eine gegenläufige Bewegung beider Hände entsteht nun der richtige Griff. Massieren Sie jetzt ungefähr drei- bis viermal raupenartig von Fußknochen zu Fußknochen, bis der Bereich unter den Zehen durchgearbeitet ist.

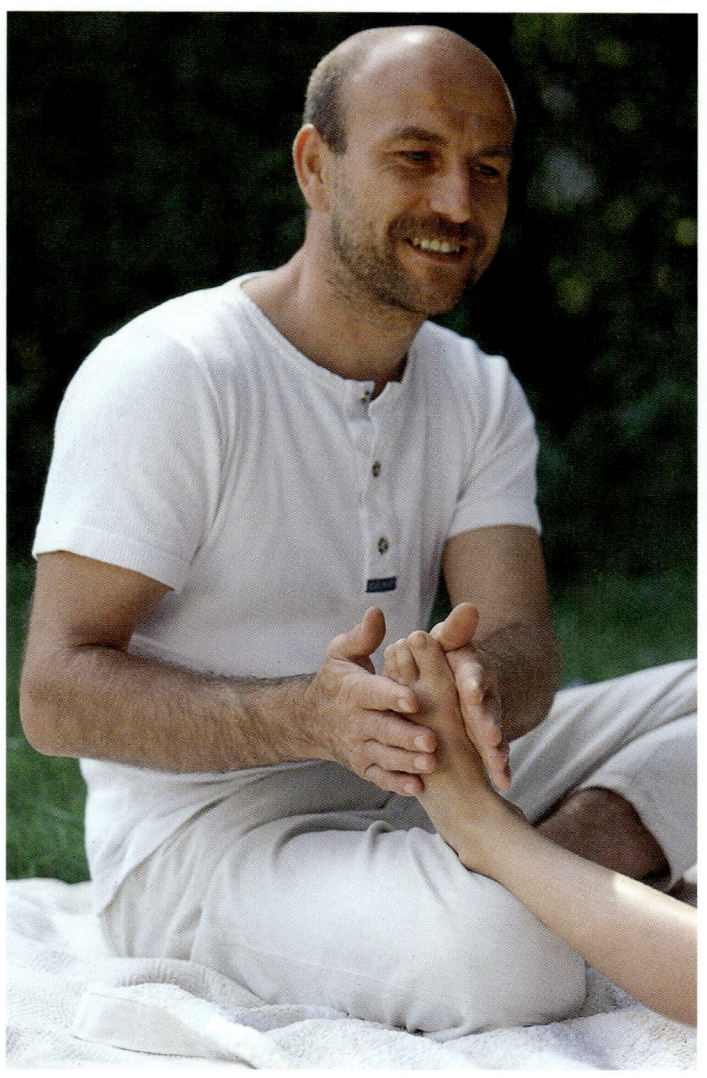

4. Wischel-Waschel

Halten Sie mit Ihren Händen die Innen- und Außenkante des Fußes fest, sodass der Fuß des Kindes zwischen Ihren Handflächen liegt. Bewegen Sie nun Ihre Handflächen immer wieder von oben nach unten gegenläufig hin und her.

»Der Fuß und Ihre Hände sollten dabei ganz locker und entspannt sein und der Fuß wie ein Lappen schlenkern.«

5. Sandwich-Kneten

Bei diesem Griff wird der Fuß wie ein Sandwich von beiden Händen auf der Unter-
und der Oberseite gehalten. Massiert wird dabei hauptsächlich mit dem Handballen
in einer knetenden Bewegung.
Bitte achten Sie bei diesem Griff darauf, dass Sie den ganzen Fuß komplett durch-
kneten und auch seitlich die Fersen mit einbeziehen.

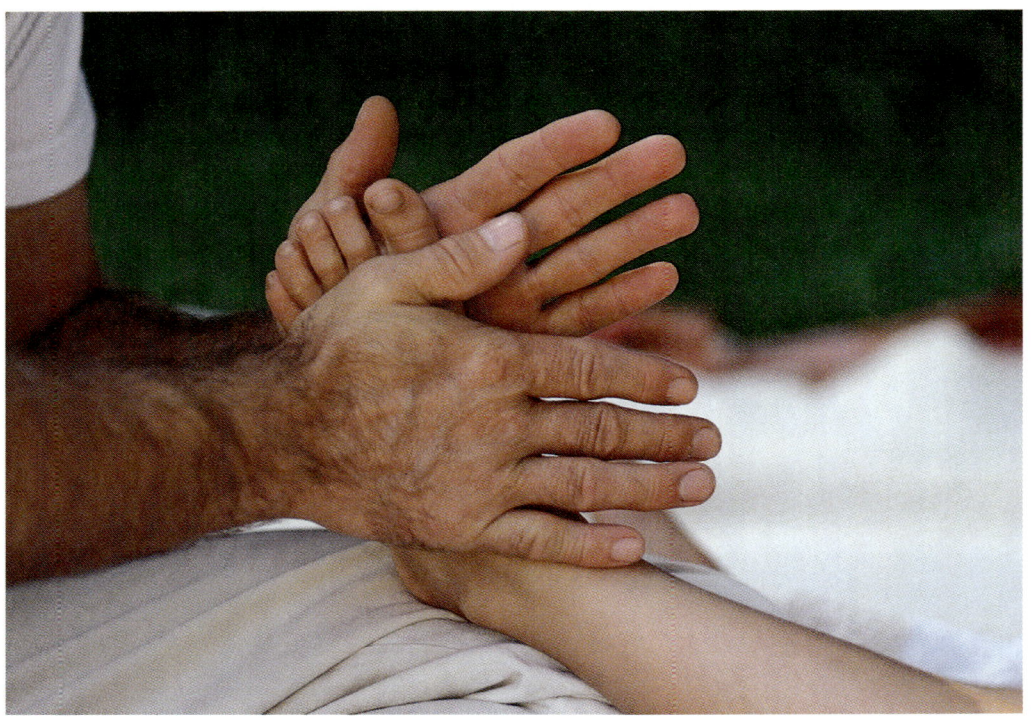

Erweiterungsgriff: Perlengriff

Massieren Sie mit dem Daumen die gesamte Fußsohle Ihres Kindes in kleinen, kreisenden Bewegungen. Wandern Sie dabei mit Ihrem Daumen von einer »Perle« zur anderen, sodass wirklich die ganze Fußsohle durchgearbeitet wird. Wenn es Ihnen angenehmer ist, können Sie auch mit beiden Daumen im Wechsel massieren. Dieser Griff entspricht einer sanften Fußreflexzonenmassage.

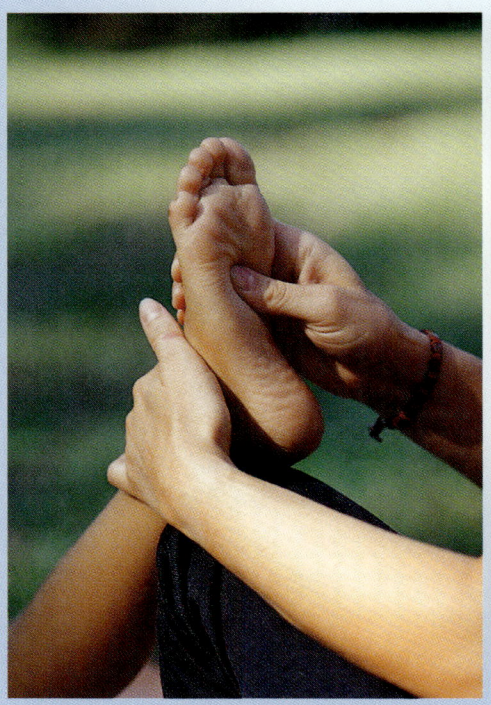
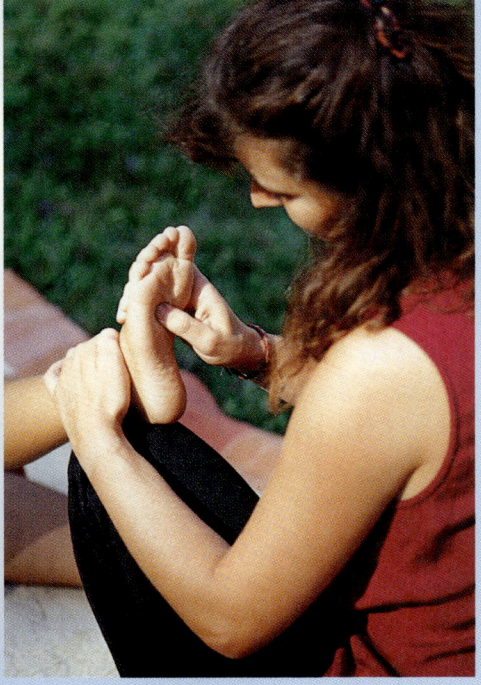

6. Wackelpudding

Das Bein des Kindes wird hier leicht angewinkelt aufgestellt. Jetzt geben Sie mit der einen Hand dem Bein des Kindes Halt, indem Sie das Knie greifen. Die freie Hand schüttelt die Wade wie einen »Wackelpudding« durch. Kleine Fußballfans nennen diesen Griff häufig »Fußballergriff«, weil er eine typische Massage bei leichten Sportproblemen und Wadenkrämpfen ist. (Siehe Abb. S. 118)

Alle Griffe werden nun am anderen Bein wiederholt.

»Es ist immer ganz wichtig, dass ein gewisser Fluss und ein Rhythmus bei der Massage entstehen. Um diesen Rhythmus nicht zu unterbrechen, werden die beschriebenen Griffe erst an einem Bein und danach am anderen Bein ausgeführt. Mit welcher Seite Sie die Massage beginnen, bleibt Ihnen überlassen.«

7. Bewegung – Radfahren

Sie umfassen einfach beide Füße Ihres Kindes und machen mit den Beinen die typischen Radfahrerbewegungen. Animieren Sie Ihr Kind dabei, auch selbst aktiv »mitzuradeln«! Bei diesem Griff können Sie ein bisschen variieren: Mal strampelt zum Beispiel nur das eine Bein, dann wieder das andere, mal ist das Kind aktiv, mal passiv. (Siehe Abb. S. 56)

Bauch

1. Das Schneckenhaus

Legen Sie Ihre Handfläche auf den Bauch des Kindes und kreisen Sie im Uhrzeigersinn in einer spiralartigen Bewegung um den Bauchnabel. Haben Sie ruhig Mut, diesen Griff recht kräftig auszuführen. Nur so ist eine positive Wirkung auf den Darm möglich.

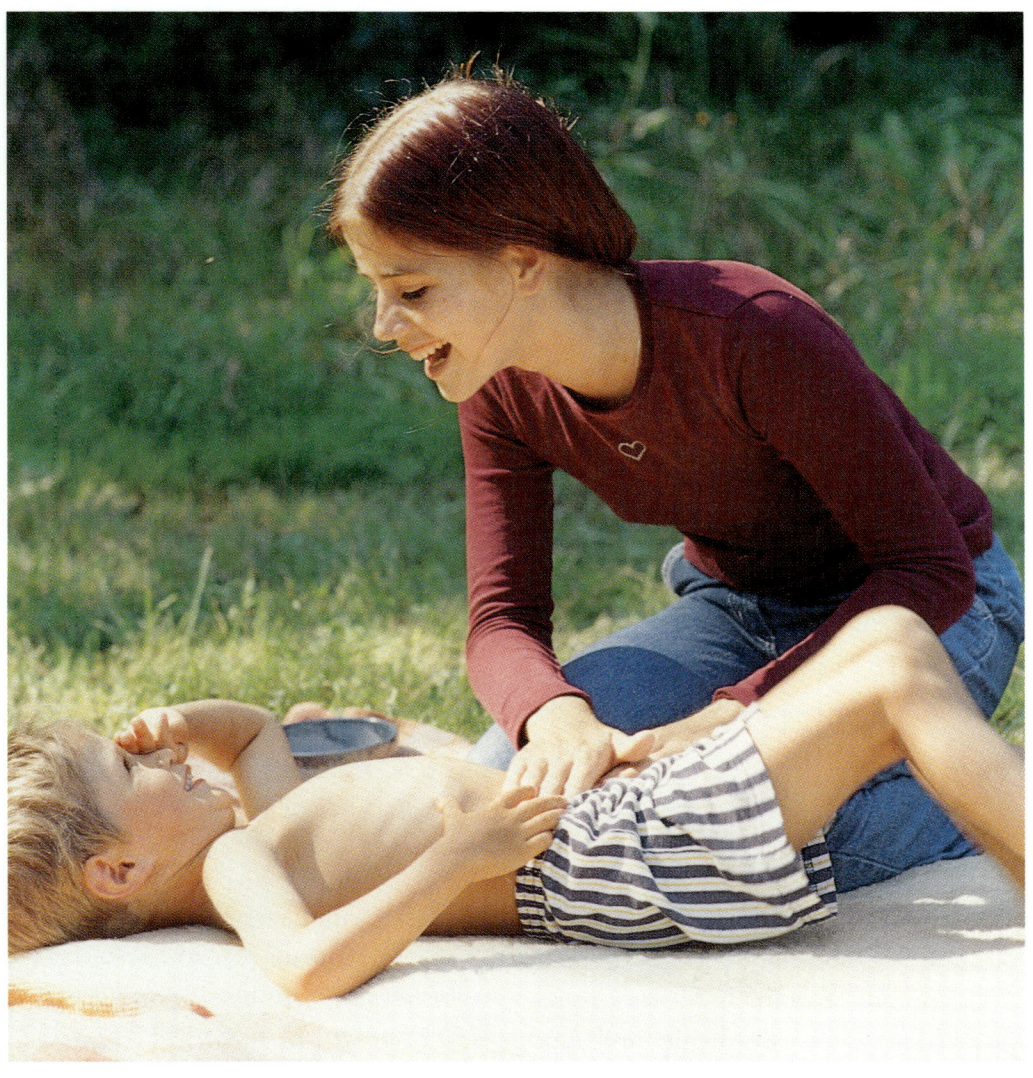

2.   Bauchschaukel Plitsch-Platsch

Stellen Sie sich für diese Übung vor, sie würden Wasser in einem Ballon hin- und herschieben. Genau diese Bewegung entspricht dem »Plitsch-Platsch«-Griff: Ihre Hände liegen einfach rechts und links am Bauch Ihres Kindes und bewegen ihn hin und her.

»Wenn Sie sich beim Massieren fragen, ob manche Griffe die Kinder nicht kitzeln, habe ich einen Tipp: Massieren Sie lieber etwas energisch als zu sanft. Kräftige Berührungen kitzeln viel weniger als sanfte, streichende.«

Brustkorb

1. Kleine Indianertrommel

Wölben Sie Ihre Hände leicht zu einer Hohlhand und trommeln Sie kreuz und quer auf dem Brustkorb hin und her.

Der Rhythmus dieses Griffes sollte nicht zu langsam sein und sich immer wieder ändern. Variieren Sie auch das Tempo auf der kleinen »Trommel«! (siehe gegenüberliegende Abbildung)

»Sie werden bald merken, dass sich die Kinder die lustigsten Phantasienamen für die Griffe leicht einprägen und Ihnen auch sagen, welche sie besonders angenehm finden.«

2. Schüttelgesang

Legen Sie jetzt Ihre Hände übereinander auf das Brustbein und beginnen Sie mit dem Kind laute Aaaahs, Oooohs und Uuuuhs zu singen. Beim Vokalsingen üben die Hände *auf* dem Brustkorb leichten Druck aus und vibrieren dabei. Ein Griff, bei dem viele Kinder einen Riesenspaß haben!

»Auch wenn dieser Griff den meisten einen Riesenspaß macht: Bitte achten Sie darauf, nicht mit übermäßigem Krafteinsatz zu arbeiten.«

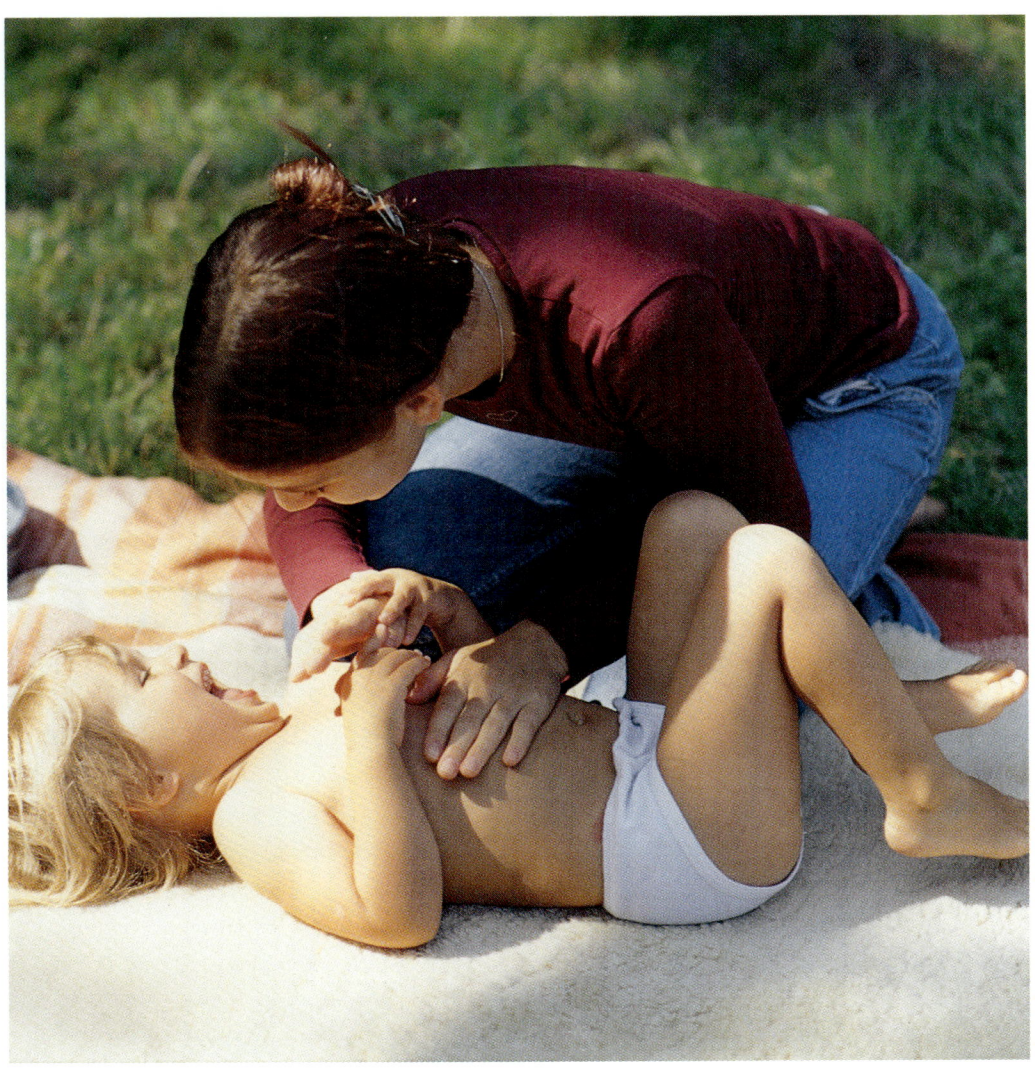

Erweiterungsgriff: Arm – Hand

Streichen Sie den Arm von der Schulter zur Hand in einer leicht knetenden Bewegung. Wenn Sie die Hand erreicht haben, halten sie diese wie ein Sandwich zwischen Ihren Händen und massieren sie dann. Anschließend können Sie mit Ihrem Daumen wieder die Innenseiten der Hände durchmassieren.

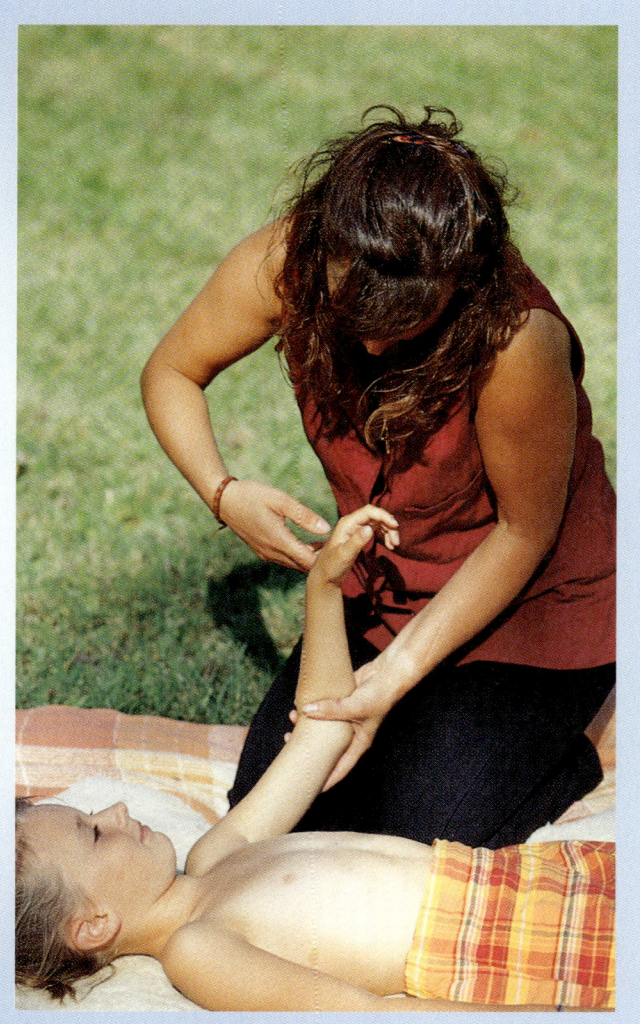

3. Luftpumpe

Greifen Sie bei diesem Griff die Handgelenke Ihres Kindes und führen Sie die Arme über Kreuz auf den Brustkorb. Wie beim Schüttelgesang vibrieren die Hände mit *mäßigem Druck* auf dem Brustkorb. Bei dieser Kreuzbewegung sollte einmal der linke und einmal der rechte Arm auf dem Brustkorb aufliegen. Passen Sie bei dieser Übung bitte auf, dass Sie die Arme nicht zu weit vom Brustkorb entfernen, da sonst die Atem-Hilfsmuskulatur zu stark beansprucht wird.

Eine Variation zur »Luftpumpe« ist der »Schüttelgesang« (siehe S. 74) mit den Vokalen A, O und U.

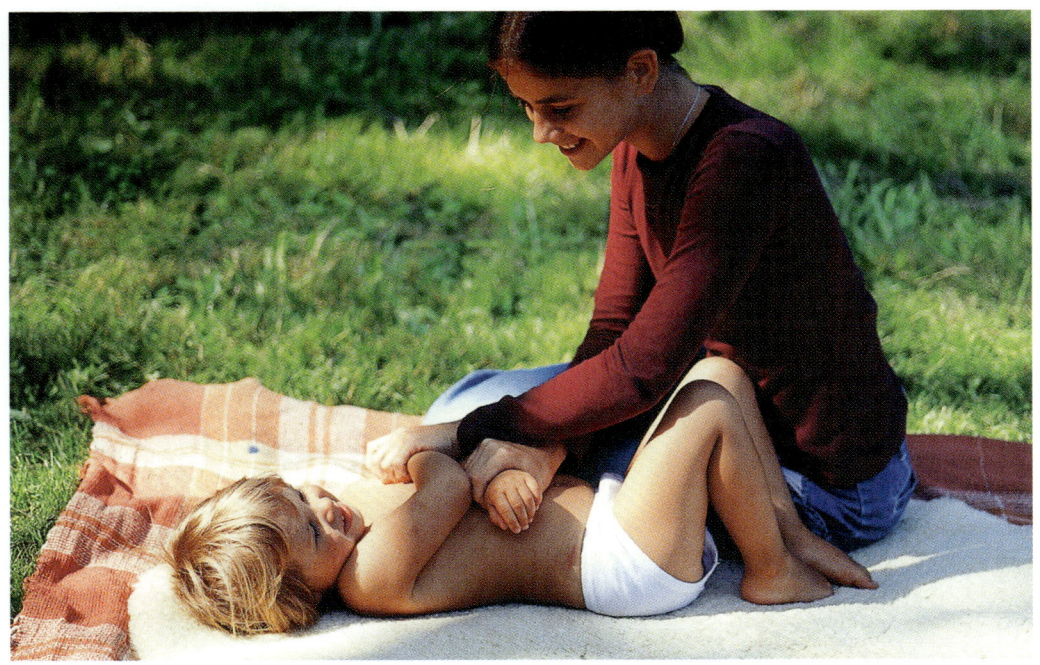

Bauchlage; Rücken

1. Große Trommel

Wölben Sie Ihre Hände genauso wie bei der *kleinen Indianertrommel* und »betrommeln« Sie den gesamten Rücken.

Fordern Sie Ihr Kind auf, dazu einen *lang anhaltenden* Vokal zu *summen*, bis ihm die Luft ausgeht, um dann wieder zügig und tief einzuatmen. Auf dem oberen Teil des Rückens können Sie ruhig kräftiger trommeln, auf dem unteren Teil aber nur sanft!

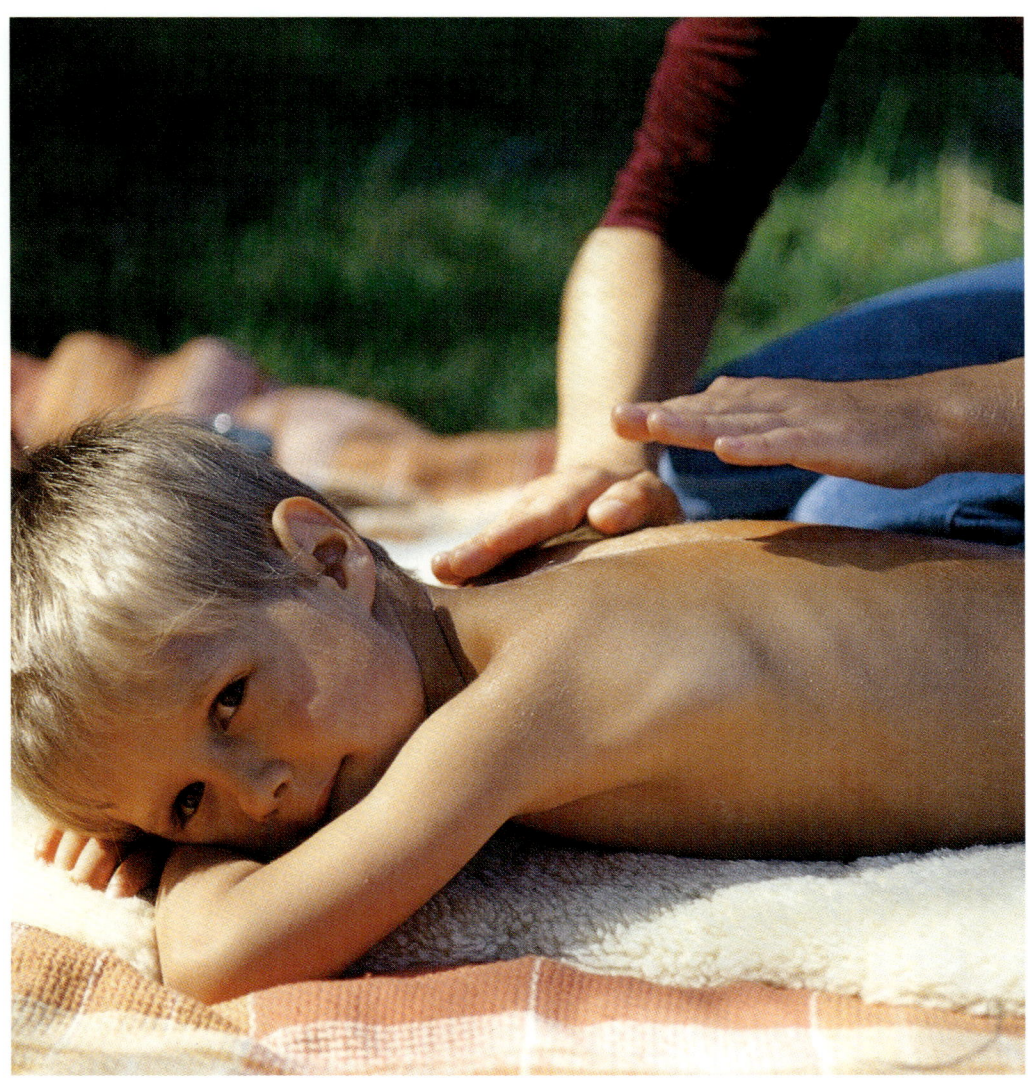

2. Leiser Schüttelgesang

Genauso wie beim »Schüttelgesang« am Brustkorb legen Sie beide Hände jetzt übereinander auf den Bereich der Wirbelsäule zwischen die Schulterblätter. Auch hierbei sollen leichte Vibrationen der Hände mit wenig Druck das Summen der Vokale A, O und U begleiten. Gesummt wird jetzt aber *ganz leise*.

3. Der Käfer Kripsch-Krapsch

Kripsch ist ein Greif-Käfer, der mit leichten Kneifbewegungen den Rücken des Kindes bearbeitet. Fassen Sie mit Daumen und Zeigefinger Haut und Muskulatur und massieren Sie so – mal hier und mal dort – den ganzen Rücken durch.

Die Familie der »Krabbelkäfer« besteht aus kleinen und großen Käfern: Ihre Fingerkuppen krabbeln also ganz unterschiedlich über den Rücken Ihres Kindes. Lassen Sie Ihrer Phantasie ruhig etwas freien Lauf: Hirschkäfer kneifen, Marienkäfer tippeln und Maikäfer laufen über den Rücken.

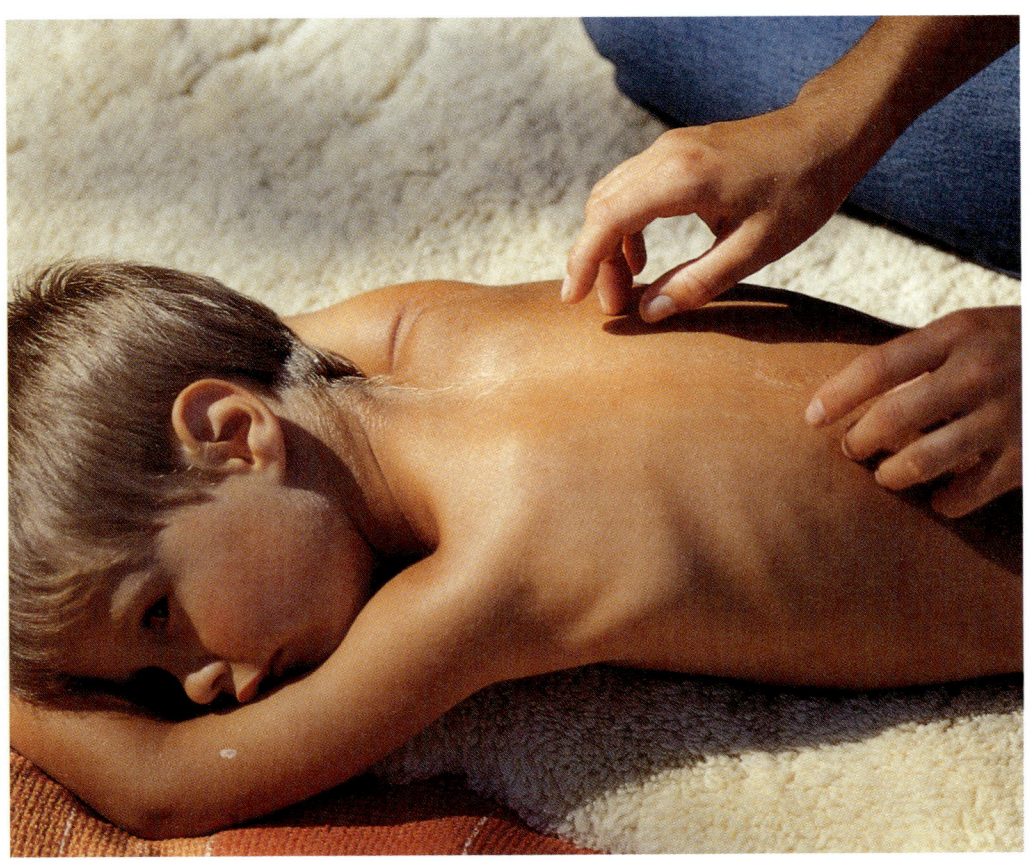

4. Die Getreidemühle

Legen Sie Ihre Hand geschlossen oder flach auf den Rücken und massieren Sie in kleinen kreisenden Bewegungen von oben nach unten den ganzen Rücken durch. Erhöhen und verringern Sie hierbei den Druck der Hände, mal mehr punktuell, mal großflächig. Wenn Ihr Kind sich wohl fühlt, dehnen Sie diesen Griff ruhig auf drei Minuten aus oder sogar etwas länger.

Bei diesem Griff ist es unbedingt notwendig, genug Öl zu verwenden!

5. Der Rückenkneifer

Seitlich vom Hals muss der »Rückenkneifer« die Nackenmuskulatur fassen, um dann vom Nacken aus die Hände seitlich eine Handbreit nach unten zu ziehen. Eine Wiederholung von zwei- bis dreimal reicht, da dieser Griff sehr intensiv ist.

»Zuerst sollte dieser Griff kräftig greifen, um dann immer sanfter auszuklingen. Gerade bei angespannten Kindern ist diese Massage sehr geeignet, um typische Verhärtungen der Nackenmuskulatur zu lösen. Hier speichern sich Stress und innere Anspannung.«

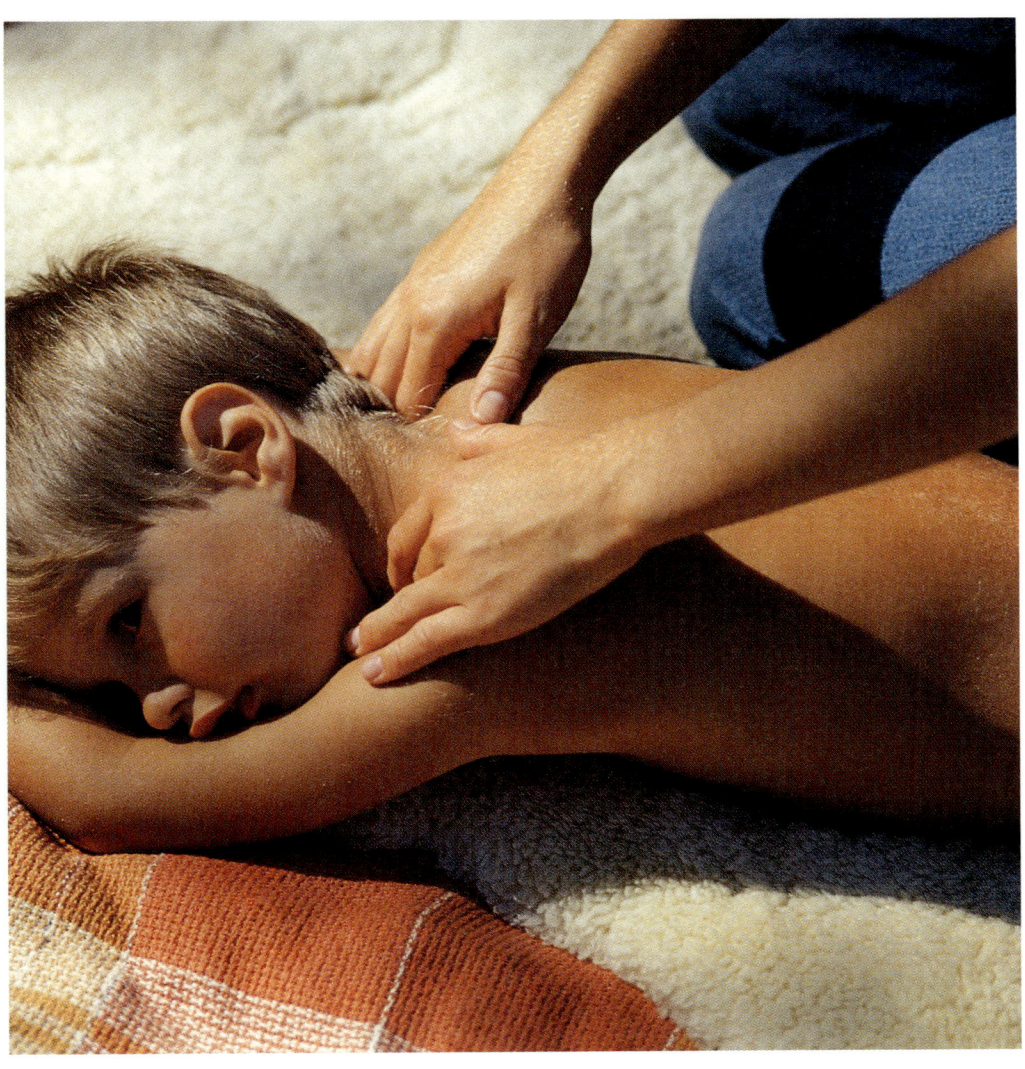

Erweiterungsgriff: Wer berührt mich denn da?

Mit Fingern und Händen können Sie auf dem Rücken Ihres Kindes die verschiedensten Tiere nachahmen: Ein Känguru hüpft zum Beispiel, ein Elefant stampft, eine Schlange schlängelt sich. Machen Sie ein Ratespiel aus diesem Griff!

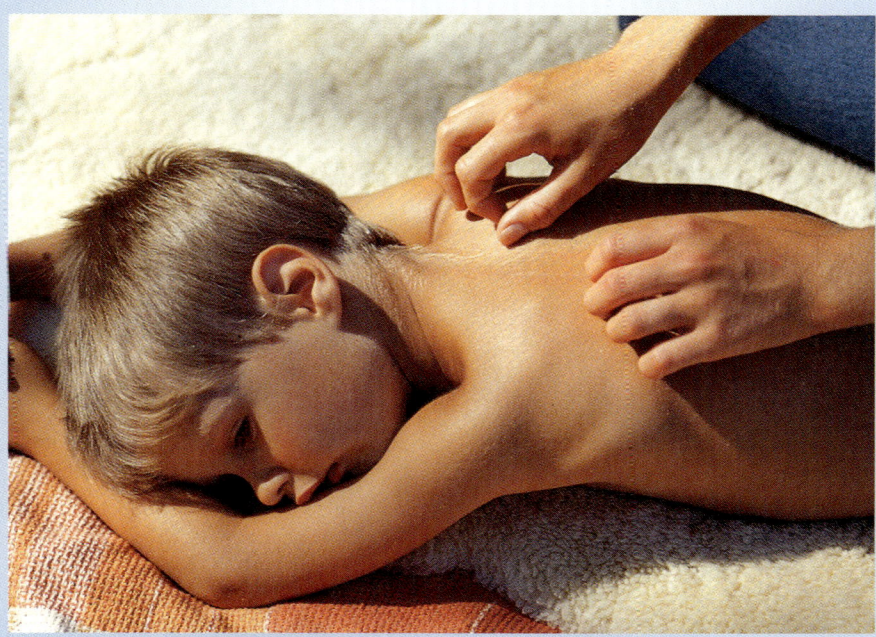

6. Leiser Wind

Mit verschiedenen Streichelbewegungen lassen Sie Ihre Hände über den Rücken gleiten. Die Hände versinnbildlichen bei diesem Griff den Hauch eines Windes. Auch ohne direkte Berührung ist für das Kind ein Windhauch spürbar. Mit einem Fächer oder Tuch lässt sich dieser Griff variieren.

7. Heiße Hände

Die Massage am Rücken endet mit den *Heißen Händen*, die Sie spontan auf den Rücken legen. Dieser Griff kann ein- bis zweimal wiederholt werden, wobei die Hände an verschiedenen Stellen platziert werden können.

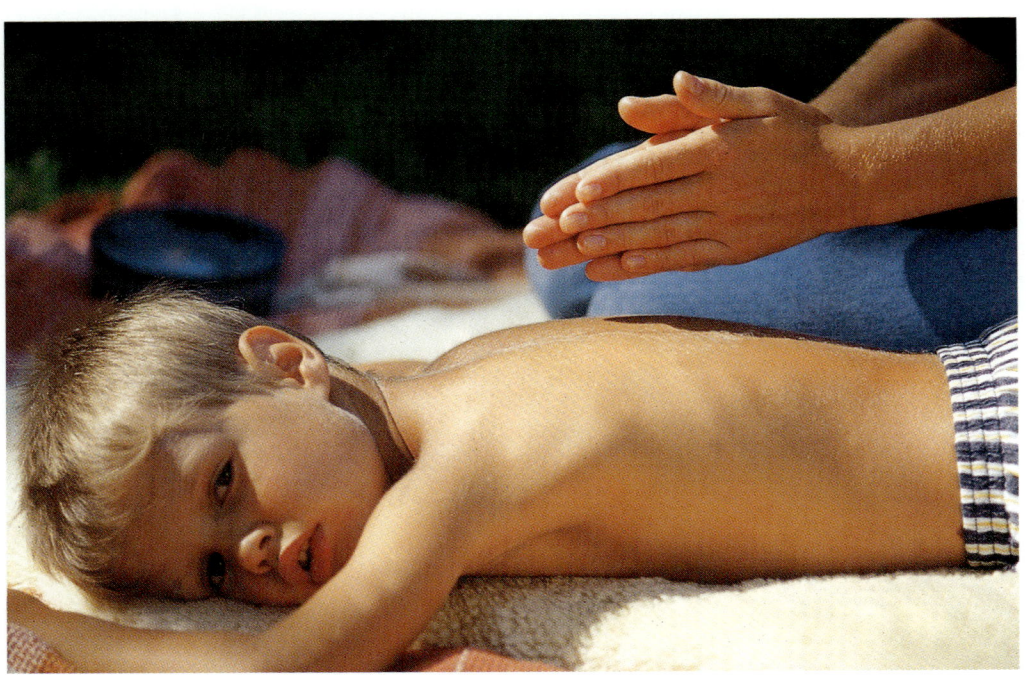

8. Bewegung: Bein schütteln

Ihre rechte Hand hält das rechte Bein abgewinkelt hoch und schüttelt es leicht aus. Die linke ruht auf der Kreuzbeinplatte und sorgt dafür, dass das Kind leicht fixiert ist. Wiederholen Sie diese Bewegung am anderen Bein.

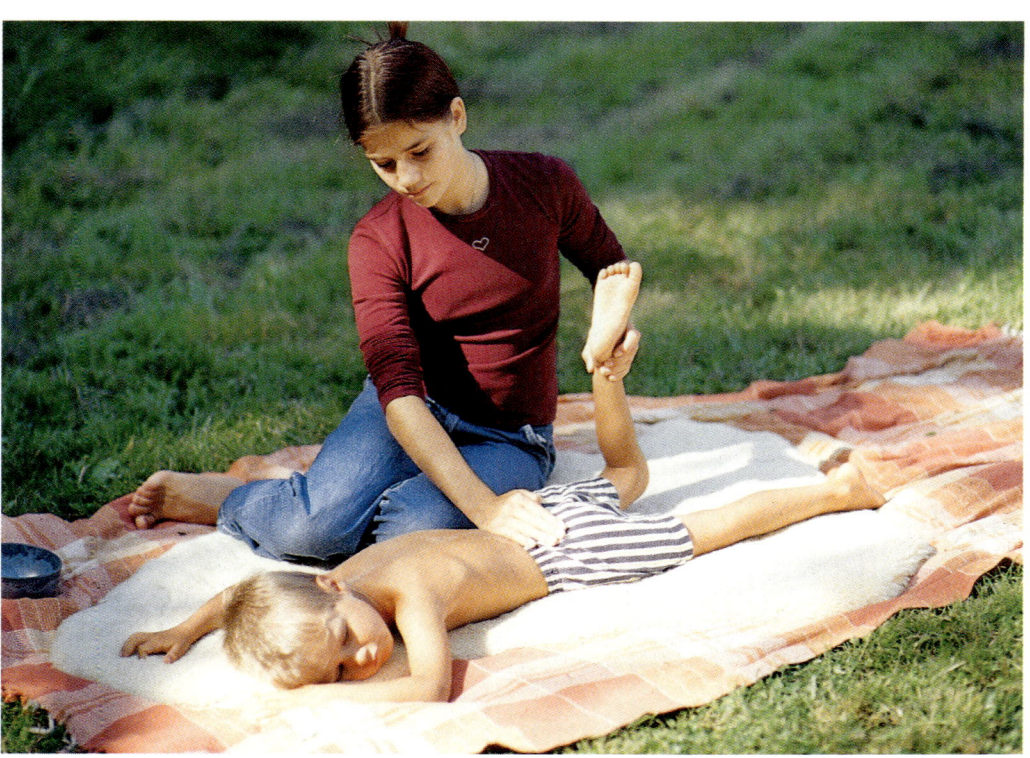

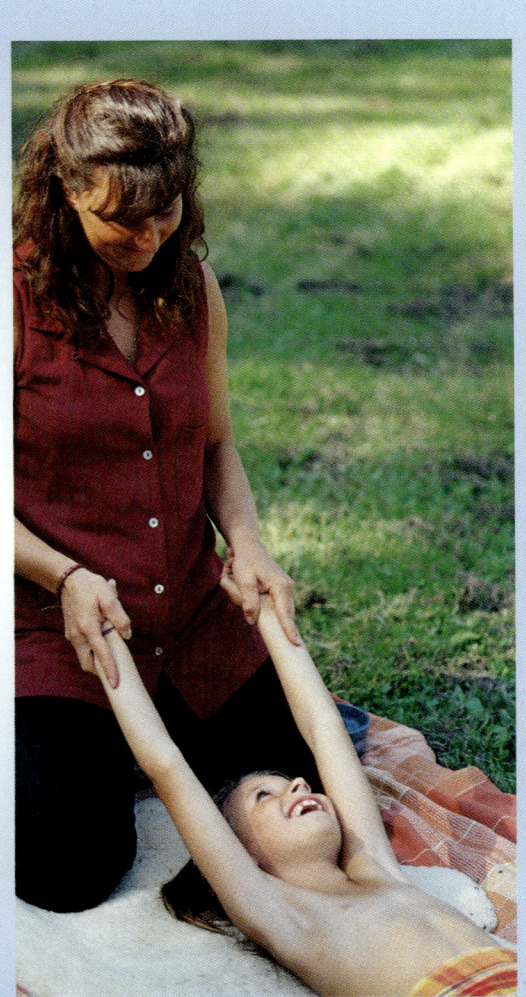

Erweiterungsgriff: Arme

Das Kind dreht sich in die Rückenlage, nehmen Sie nun beide
Handgelenke und schütteln Sie
die Arme, indem Sie leicht an
ihnen ziehen.

Berührung als Empfindungsschule

Die folgenden Griffe der Empfindungsschulung sind rhythmisch sehr sanft und geruhsam, sie geschehen fast wie in Zeitlupe.

Die Kinder sollten jetzt die Augen schließen und sich allmählich auf die Berührung einlassen. Der Sinn dieser Übungen besteht darin, die Wahrnehmungsfähigkeit des Kindes zu wecken und zu fördern.

»Wenn Sie Ihrem Kind jetzt ein bisschen Hilfe und Anleitung geben, wird es bald fühlen, worum es hierbei geht. Leiten Sie es dazu an, genau »hinzufühlen«: Was passiert in dem berührten Körperteil, ist es kalt oder warm, fühlt es sich schwer oder leicht an? Solche Orientierungshilfen erleichtern dem Kind die innere Wahrnehmung und Beobachtung. Achten Sie auch hier darauf, dass Ihr Kind zugedeckt ist und nicht friert.«

Rückenlage

1. Spaghettisieb

Die Unterschenkel Ihres Kindes ruhen in Ihren Händen, die wie Schalen geöffnet sind. Verweilen Sie in dieser Haltung einen Augenblick und streichen Sie dann die Hände langsam vom Körper weg in Richtung Füße.

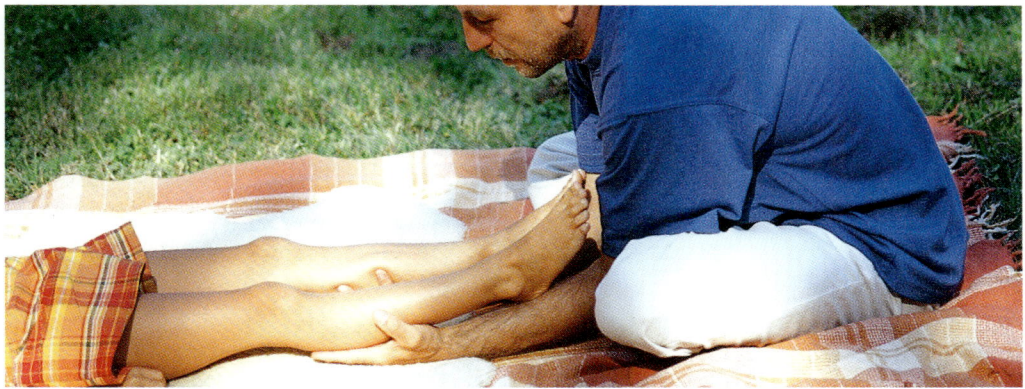

2. Langes Bein

Eine Hand hält den Fuß, die andere streicht vom Po über die Rückseite des gesamten Beines langsam und ruhig zur Ferse hin. Diesen Griff können Sie drei- bis viermal ausführen. Bei der letzten Wiederholung lösen sich beide Hände vom Körper des Kindes. Vergessen Sie nicht, diese Übung am anderen Bein zu wiederholen.

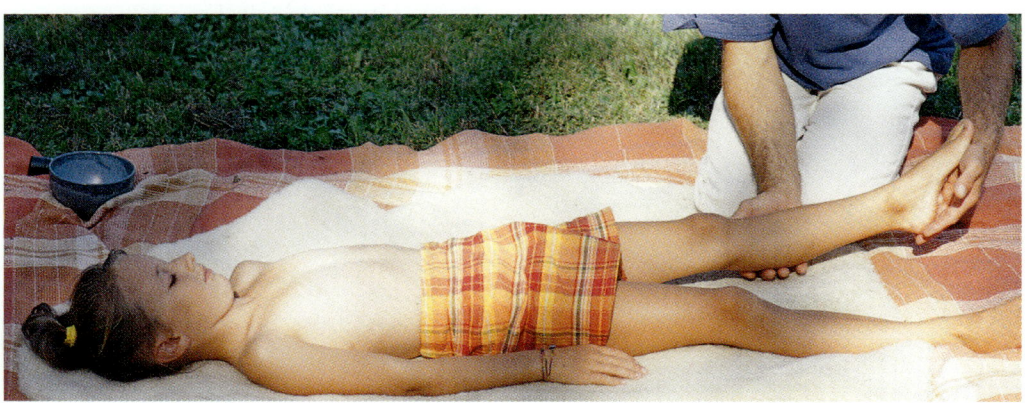

»Bitte achten Sie bei den Griffen der Empfindungsschulung ganz besonders darauf, dem Kind nach jeder Übung einige Augenblicke Zeit zu lassen, den Griff nachzuspüren. Erst danach soll es sich kurz dazu äußern und erzählen, was es empfunden hat.«

3. Schiefes Haus

Setzen oder knien Sie sich jetzt seitlich neben Ihr Kind und legen Sie Ihre Hände nebeneinander im Bereich des Kreuzbeines unter seinen Rücken. Ihre Fingerspitzen sollten hierbei auf der gegenüberliegenden Seite sichtbar sein. Verweilen Sie so einige Augenblicke und ziehen Sie dann Ihre Hände langsam unterm Rücken hervor.

Wechseln Sie nach einer kurzen Pause Ihre Position und wiederholen Sie den Griff von der anderen Seite.

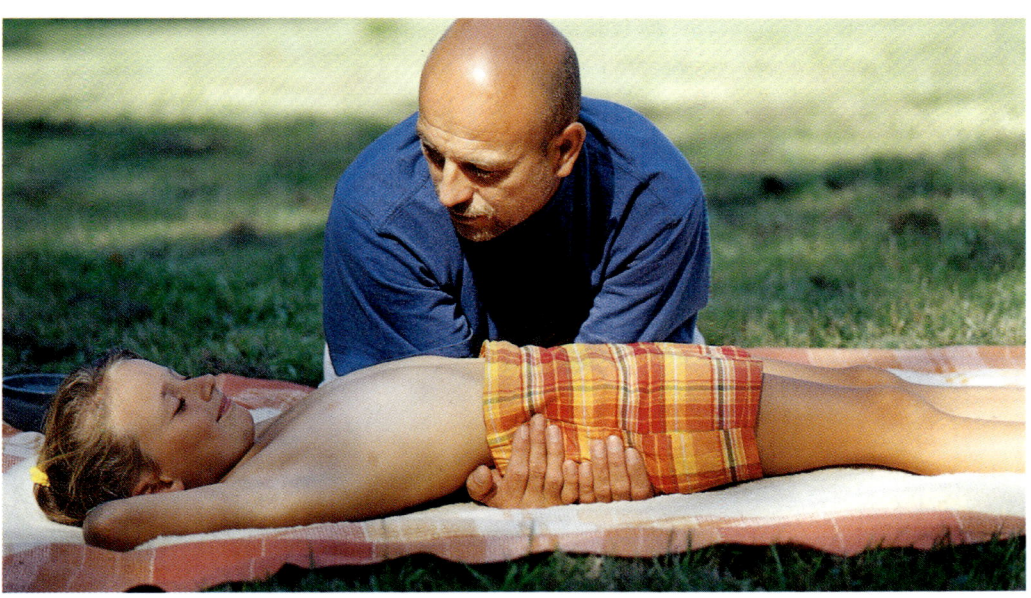

4. Sandwich

Ohne Ihre Position zu verändern, nehmen Sie Ihr Kind nun in Höhe des Unterbauches von unten und oben wie ein Sandwich zwischen Ihre Hände. Ziehen Sie nach einigen Augenblicken der Ruhe Ihre Hände langsam zu sich heran und lösen Sie damit den körperlichen Kontakt zum Kind.

5. Langer Arm

Beide Hände werden unter den Schulterbereich gelegt und vom Schulterblatt über den Oberarm und die Hand hinausgeführt.

Diesen Griff sollten Sie besonders langsam ausführen, bevor Sie zum anderen Arm wechseln.

Kopf

1. Das zerbrochene Ei

Setzen oder knien Sie sich neben Ihr Kind, sodass Sie mit beiden Händen bequem seinen Kopf umfassen können.

Ziehen Sie nun Ihre Hände seitlich zu den Ohren hin, wobei der Druck Ihrer Hände abnehmen sollte. Die Finger sollten leicht gespreizt sein.

Wiederholen Sie diesen Griff drei- bis viermal.

»Sicher kennen Sie das Kinderspiel ›Das zerbrochene Ei‹ : Man tut so, als zerbräche man ein rohes Ei auf dem Kopf des anderen. Diesem Bild entspricht der beschriebene Griff, bei dem die meisten Kinder einen Riesenspaß haben.«

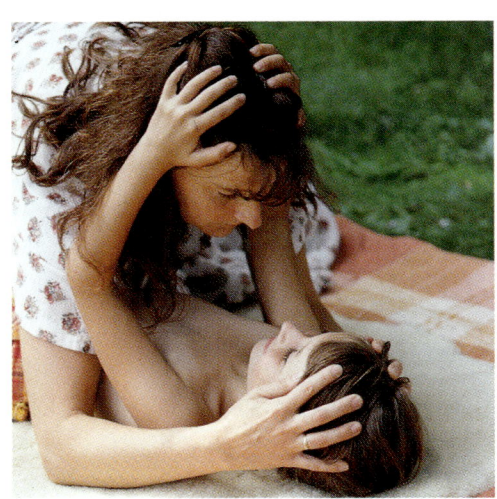

Erweiterungsgriff: Ohr

Mit zwei Fingern massiert man den äußeren Rand des Ohrs von unten nach oben. Bitte achten Sie darauf, dass sie Ihre Finger vom Ohr oben lösen, und wiederholen Sie das zwei- bis dreimal. Auf die gleiche Weise können Sie danach die Ohrläppchen behandeln.

Diese Behandlung entspricht einer einfachen Ohrreflexzonenbehandlung, die sehr hilfreich bei unterschiedlichsten Schmerzsymptomen ist. Viele Kinder können sich nach der Massage am Ohr auch besser konzentrieren. Erheblich erhöhen können Sie die Wirksamkeit, wenn Sie bei der Massage eine Ionensalbe – in jeder Apotheke erhältlich – verwenden.

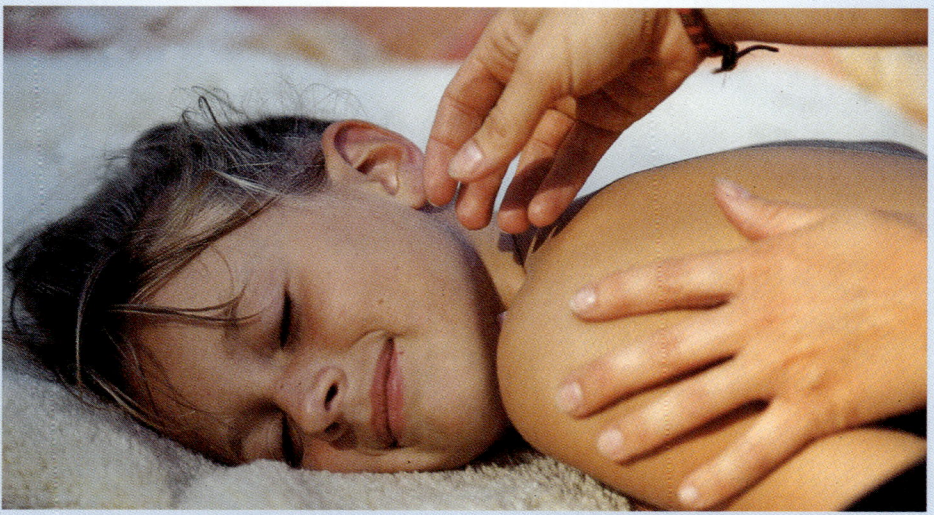

Gesicht

1. Ich sehe Wärme

Reiben Sie sich wieder »heiße Hände« und bedecken Sie mit den gewölbten Handflächen die Augen Ihres Kindes, die geschlossen sein sollen. Regen Sie hierbei Ihr Kind an, die Wärme wirklich zu spüren und zu empfinden.

2. Der Namenlose

Legen Sie beide Zeigefinger über Kreuz direkt zwischen Nasenwurzel und Augenbraue und üben Sie dabei einen leichten Druck aus. Verweilen Sie kurz und ziehen Sie dann die Finger langsam und sanft über die Stirn weg.

»An der Stelle zwischen Augenbraue und Nasenwurzel befindet sich ein Akupunkturpunkt, der zum Ausgleich bei psychischen Spannungen führt. Vielleicht ist Ihnen schon aufgefallen, dass viele Menschen unbewusst diesen Punkt reiben und massieren, wenn sie unter Stress stehen.«

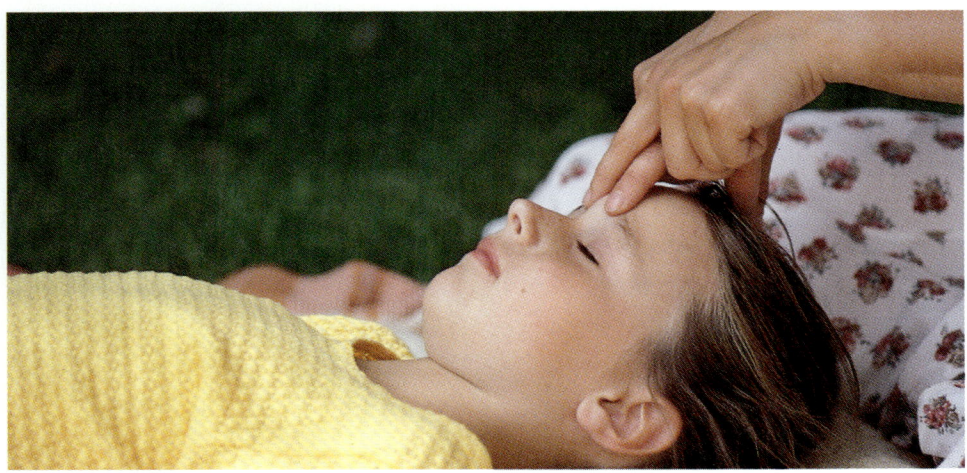

3. Einmal rund ums Auge

Der Ausgangspunkt für diesen Griff ist wie beim »Namenlosen« der Punkt zwischen Augenbraue und Nasenwurzel. Wirken Sie wieder mit leichtem Druck auf diese Stelle ein und wandern Sie dann mit den Fingerspitzen über die Augenbrauen bis hin zu den Schläfen.

Die Finger kreisen hier sanft in kleinen, runden Bewegungen und bewegen sich dann unter das Auge, genau zur Mitte auf das Jochbein zu, wo sie wieder sanfte Kreise ausführen. (Siehe Abb. S.117)

4. Was habe ich erlebt?

Zum Abschluss der Massage kann Ihr Kind erzählen, was es gefühlt und erlebt hat. Unterstützen Sie es, indem Sie eine Hand auf seine Stirn und die andere unter seinen Hinterkopf legen.

Dieser Griff kann auch außerhalb der Massage ein wunderbares Mittel sein, dem Kind zu helfen, wenn es Schwierigkeiten hat, etwas von sich mitzuteilen. Mithilfe dieses Griffes kann es leichter Sprachbilder gestalten.

»Vielleicht kennen Sie das von sich selbst: Eine Schreibtischarbeit, die sie nach zwei- oder dreimaligem Durchgehen nicht lösen konnten, belastet Sie. Was machen Sie? Meistens stützen Sie Ihren Kopf auf die flache Hand. Das liegt einfach daran, dass sich im Bereich der Stirn Reflexzonen befinden, die das Bewusstsein aus dem Stresszustand herausheben.«

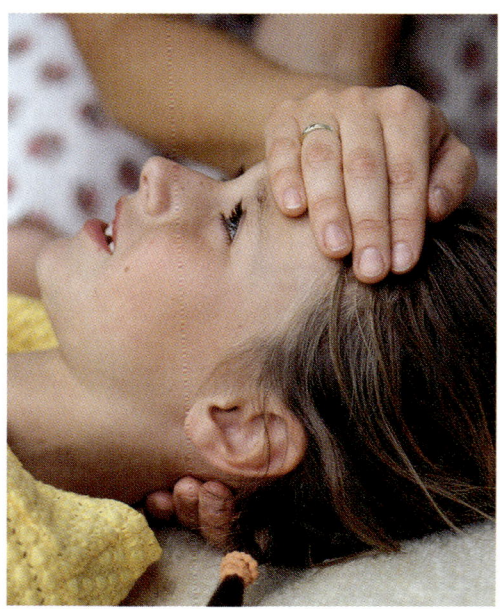

Rezepte aus der Aroma-Reflexzonen-Massage

Der folgende Rezeptteil setzt für Sie als Eltern vielleicht eine ungewohnte Betrachtungsweise von körperlichen oder seelischen Störungen voraus. Gemeint ist die Behandlung von Befindlichkeitsstörungen durch die Aroma-Reflexzonen-Massage. Diese sollte im Sinne einer sanften, ergänzenden Behandlungsart verstanden werden.

Bei ernsteren Erkrankungen Ihres Kindes sollten Sie grundsätzlich einen Arzt konsultieren.

Bei der Aroma-Reflexzonen-Therapie sind folgende Punkte zu beachten: Die angegebenen Ölmischungen sind einerseits zur Anwendung in der Duftlampe geeignet, andererseits sind die Rezeptvorschläge auf die jeweiligen Reflexzonen ausgerichtet und können dort eingesetzt werden.

Bitte vergessen Sie aber nie, dass auch ätherische Öle wirksame Heilmittel sind! Lassen Sie sich also nicht zu eigenen Mischungen und andersartigen Anwendungen verleiten, die sich außerhalb der hier beschriebenen Anleitungen bewegen. (Siehe S. 98)

Die Herstellung der Ölmischungen

Bei den hier beschriebenen Rezepturen werden immer alle Öle miteinander vermischt und gut geschüttelt. Diese Mischungen sind dann sofort anwendungsbereit. Zwei bis maximal drei Tropfen dürfen Sie dann für die Massage einer Reflexzone verwenden. Reine ätherische Öle darf man nie auf eine Reflexzone aufbringen.

Falls mehrere Mischungen zur Auswahl stehen, können Sie wählen.

Die hier angegebenen Ölmischungen und Einzelöle beruhen auf dem Qualitätsstand der Firma PrimaVera Life und den Produkten der Bahnhofs-Apotheke, Kempten.

Eine hochwertige Qualität ist notwendig, um die gewünschten Wirkungen im Bereich der aromatherapeutischen Arbeit zu gewährleisten, die spezifischen Wirkungen der Rezepturen zu sichern und unerwünschte Nebenwirkungen zu vermeiden.

Gute Öle müssen immer eine Volldeklaration aufweisen. Das bedeutet, auf dem Etikett oder auf der Produktliste müssen nachstehende Angaben ersichtlich sein:

- der deutsche und der lateinische Name aus Gründen der Eindeutigkeit,
- das Herkunftsland,
- die Angabe des Pflanzenteils,
- die biochemische Spezifität, wenn unterschiedliche Chemotypen möglich sind,
- die genaue Abfüllmenge,
- das Gewinnungsverfahren (Destillation, Expression, Extraktion),
- die Qualität der Ursprungspflanze (konventioneller oder biologischer Anbau, Wildsammlung),
- eventuelle Zusätze (prozentual und qualitativ), um zähflüssige Öle anwendungsfreundlicher zu machen,
- die Chargennummer zur Identifikation,
- die Angabe des Jahrgangs, da es naturbedingte Schwankungen gibt und um die Haltbarkeit und Reife des Öls einschätzen zu können,
- die Herstelleradresse für Rückfragen und eventuelle Haftungen.

Aktivierung der Reflexzonen

Vor der Massage mit der Ölmischung werden die zu behandelnden Reflexzonen zuerst ohne Öl mit dem jeweiligen Massagegriff aktiviert. Erst dann ist die Reflexzone aufnahmebereit für die ätherischen Öle.

Die Griffe

Die Aroma-Reflexzonen-Therapie behandelt verschiedene Reflexzonen, die mit unterschiedlichen Massagegriffen aktiviert werden.

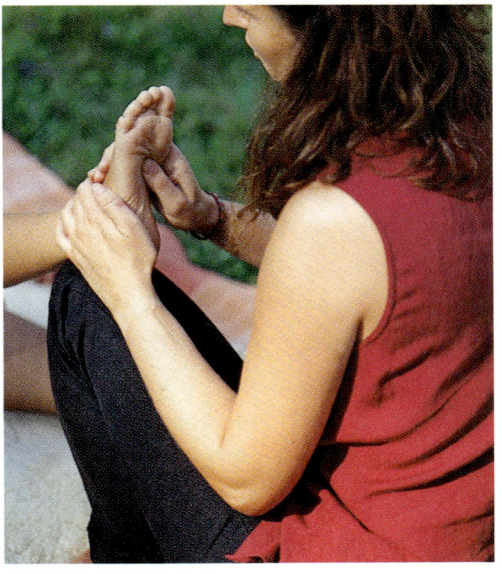

Am Fuß zum Beispiel wenden wir den »Perlengriff« aus der Kleinkindmassage (siehe S. 71) an. Die entsprechende Reflexzone muss zur Aufnahme der ätherischen Öle aber intensiv vorbereitet werden: Die Massagegriffe müssen daher genau ausgeführt werden.

Am Rücken gibt es zwei typische Griffe: Mit den so genannten »Rollgriffen« bearbeitet man die Reflexzonen vor und nach der Behandlung mit der Ölmischung.

Mit beiden Händen greifen Sie eine Hautwelle und ziehen sie in einer rollenden Bewegung am Rücken entlang über die entsprechenden Reflexzonen.

Das ätherische Öl wird danach einfach mit den Fingern einmassiert.

Ein zweiter Griff für die Reflexzonenmassage am Rücken ist die »Getreidemühle« (siehe S. 82.) Dieser Griff ist hier allerdings sehr punktuell auf eine Reflexzone begrenzt.

Öle, die nicht nur zur Aroma-Reflexzonen-Therapie geeignet sind

Alle beschriebenen Ölmischungen eignen sich auch für die Verdampfung in einer Duftlampe. Auch hier sind zwei bis drei Tropfen einer Ölmischung ausreichend. Gerade im Kinderzimmer und am Abend vor dem Einschlafen stellen Duftlampen eine ganz sanfte Methode dar, um ätherische Öle einzusetzen. Sie sollten aber nie länger als ein bis zwei Stunden brennen. Bitte platzieren Sie die Duftlampe immer mit ausreichendem Abstand zu Ihrem Kind!

Variation: Ölwickel

Gerade bei Husten und Schnupfen sind Ölwickel eine heilsame Unterstützung zusätzlich zur Aroma-Reflexzonen-Therapie. Ölwickel sind denkbar einfach anzuwenden: Falten Sie ein Leintuch zwei- bis dreimal zusammen, sodass es der Größe des Brustkorbes entspricht, und tränken Sie das Tuch mit Olivenöl, dem Sie etwa 5 Tropfen einer Ölmischung beigefügt haben.

Im Backofen erwärmt man diese Packung und legt sie dann für etwa eine halbe Stunde auf die Brust des Kindes. In ein warmes Frotteetuch gewickelt und mit einer Wärmflasche zugedeckt, wird sich Ihr Kind sichtbar erholen.

Achten Sie darauf, dass die Packung nicht zu heiß wird!

Unruhe und Schlafprobleme

Schwierigkeiten beim Ein- oder Durchschlafen beruhen meist auf Problemen, die sich auf der gedanklichen Ebene abspielen. Viele Menschen haben große Probleme abzuschalten: Vorhaben, tägliche Anforderungen und Unwägbarkeiten verfolgen sie bis in den Schlaf und lassen sie nicht richtig ruhen.

Alle möglichen Sinnesüberreizungen, mit denen wir im täglichen Leben konfrontiert werden, kommen als zusätzliche Störfaktoren hinzu.

Für Kinder ist es ganz besonders wichtig, das Zubettgehen in eine Art Ritual einzubinden. Dazu gehört, in etwa die gleichen Zubettgehzeiten einzuhalten. Der typische Ablauf von Essen, Waschen, Zubettgehen und einer Gutenachtgeschichte ist für Kinder eine große Hilfe, abzuschalten und leichter in den Schlaf zu finden. Mit Musik untermalt, fällt das alles noch viel leichter.

Manche Kinder haben aber auch Probleme mit dem Durchschlafen, die auf energetischen Störungen innerer Organe beruhen. Typisch hierfür ist das nächtliche Aufwachen zu einer ganz bestimmten Zeit. Aufwachzeiten zwischen ein und drei Uhr können auf eine Funktionsstörung der Leber hinweisen. Dieses Symptom ist ein typisches Erscheinungsbild bei Kindern in einem Wachstumsschub. Bei Erkältungen ist es typisch, dass in den Morgenstunden der Hustenreiz besonders stark ist.

Diese Schwierigkeiten treten häufig viel früher auf, als sie von ärztlicher Seite überhaupt diagnostiziert werden können.

Zur Behandlung von Schlafproblemen werden folgende Ölmischungen empfohlen:

Mischung I

- 10 Tropfen Johanniskrautöl als Basisöl
- 3 Tropfen Lavendel fein: wirkt ausgleichend
- 3 Tropfen Melisse (30%ig): wirkt beruhigend
- 3 Tropfen Rosengeranie: wohltuend für das Gemüt

Mischung II

- 10 Tropfen Johanniskrautöl als Basisöl
- 3 Tropfen Sandelholz: wirkt ausgleichend
- 2 Tropfen Benzoe: vermittelt Wärme und Geborgenheit und hilft beim Loslassen
- 1 Tropfen Neroli: schützt vor unangenehmen Einflüssen
- 2 Tropfen Lavendel fein: wirkt ausgleichend

Bitte vergessen Sie nicht, dass die Anwendungen immer nach folgendem
Schema ablaufen:

1. Aktivierung der entsprechenden Reflexzonen ohne Öl
2. Ölmischung danach in die jeweilige
   Reflexzone einmassieren

Fuß seitlich und Fußsohle

Bearbeiten Sie die gekennzeichneten
Stellen am Fuß mit dem »Perlengriff«
und arbeiten Sie anschließend die Ölmischung ein. Beim Thema Unruhe ist es
nahe liegend, dass die Griffe eher ruhig
und sanft ausgeführt werden.

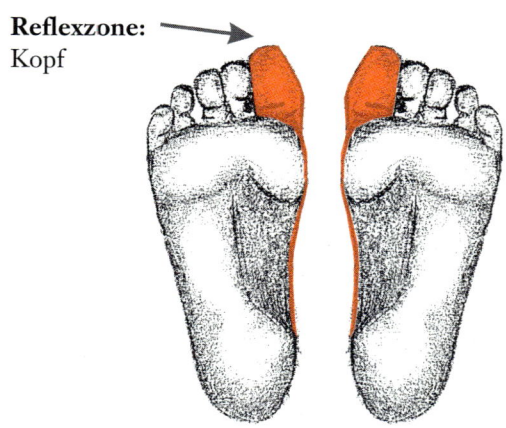

Reflexzone:
Kopf

Brustkorb

Mit der »Getreidemühle« aktivieren Sie
die Reflexzone mitten auf dem Brustbein.

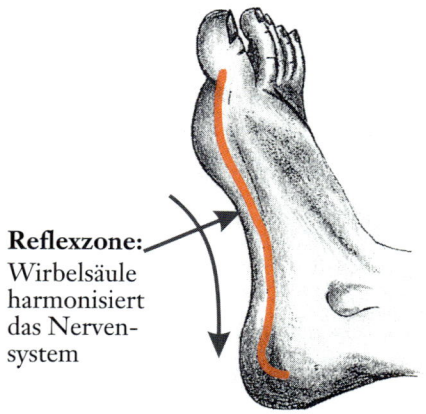

Reflexzone:
Wirbelsäule
harmonisiert
das Nerven-
system

runder Pfeil = Massagerichtung

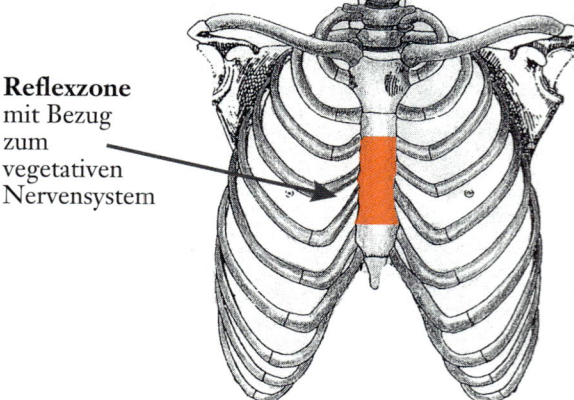

Reflexzone
mit Bezug
zum
vegetativen
Nervensystem

Kopf

Hierbei beachten Sie bitte, dass Sie kein Öl mehr zusätzlich verwenden. Es reicht der Rest, der sich noch an Ihren Händen befindet. Auf keinen Fall darf Öl in die Augen geraten.

Zwischen Nasenwurzel und den Augenbrauen üben Sie mit den Zeigefingern über Kreuz sanften Druck aus (siehe: »Der Namenlose«, S. 93). Streichen Sie dann mit Ihren Händen von der Stirnmitte leicht nach außen.

Die Griffe am Kopf sind zwei- bis viermal zu wiederholen.

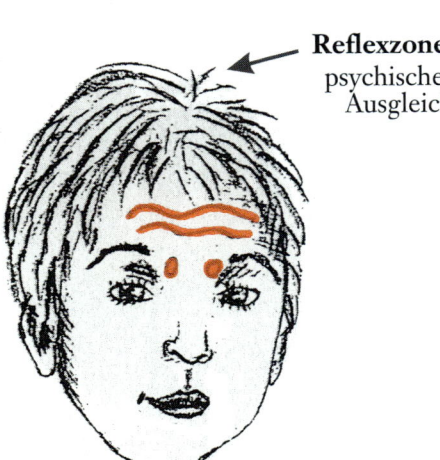

Reflexzone:
psychischer
Ausgleich

Konzentrationsstörungen

Wenn wir das Wort »Konzentration« genau analysieren, können wir leicht verstehen, worauf es hier ankommt. Konzentriert zu sein bedeutet, sich auf das Wesentliche, das Zentrum einzulassen und das Drumherum wegzulassen. Es geht darum, die vielen Zerstreuungen, die im täglichen Leben auf uns einwirken, gedanklich loszulassen und sich auf das »Wichtigste« zu konzentrieren.

Kinder können gerade im Alltag Konzentration üben: Bei immer wiederkehrenden, einfachen Abläufen wie zum Beispiel Kochen, Putzen, Wäscheaufhängen lernen Kinder, das, was sie tun, ganz zu tun, ohne mit den Gedanken woanders zu sein. Meist lässt sich mit solch einfachen »Übungen« das Wesentliche bewirken. Das konzentrierte »Helfen« steigert das Selbst-Bewusst-Sein im ureigensten Sinn des Wortes und fördert so auch das Selbstwertgefühl.

Zur Behandlung werden folgende Ölmischungen empfohlen:

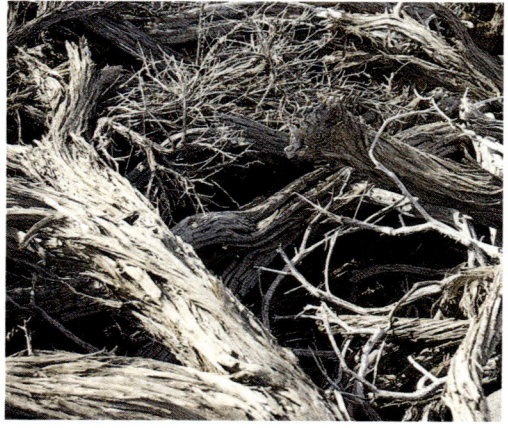

- 4 Tropfen Benzoe: wirkt gegen überreizte Nerven und spendet Wärme und Geborgenheit
- 2 Tropfen Angelikawurzel: gibt Kraft und Ausdauer, an einer Sache zu bleiben und sie durchzustehen
- 2 Tropfen Neroli: Schutz vor zerstreuenden Einflüssen, der Sicherheit vermittelt
- 1 Tropfen Krause Minze: kühlt und macht den Kopf klar

Mischung I

- 10 Tropfen Macadamianuss als Basisöl
- 6 Tropfen Mandarine grün: wirkt aufheiternd, führt zu klaren Gedanken und entspannt.
- 2 Tropfen Zirbelkiefer: gegen Phantastereien, fördert bodenständiges, reales Denken
- 2 Tropfen Sandelholz: verbindet die lichte Welt der Gedanken mit dem festen Boden der Realität

Mischung II

- 10 Tropfen Macadamianuss als Basisöl

Füße

Besonders intensiv werden der Bereich der großen Zehen und die Innenseite des Fußes mit dem »Perlengriff« behandelt.

Reflexzone: Kopf

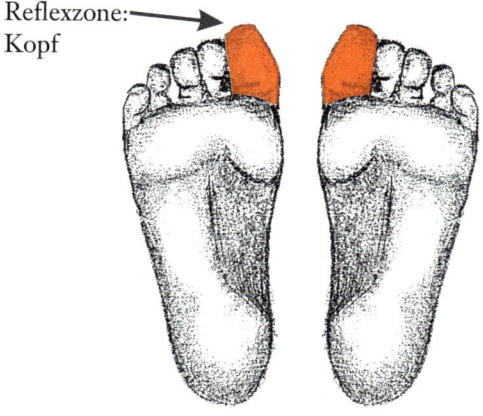

Reflexzone:
Wirbelsäule,
ausgleichende
Wirkung auf
Nervensystem

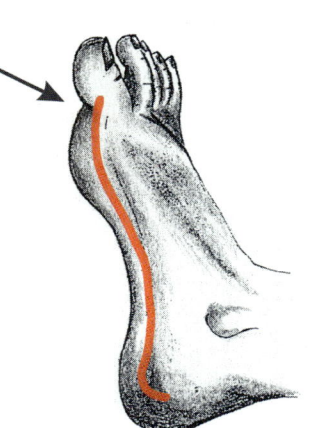

Rücken

Mit dem Rollgriff massieren wir die Kreuzbeinplatte und arbeiten dann das Öl mit dem Griff der »Getreidemühle« ein (siehe S. 82).

Die Reflexzone im Nacken- und Halsbereich wird danach mit einem sanften Griff der »Getreidemühle« massiert.

Reflexzone:
Stress und
Nervosität

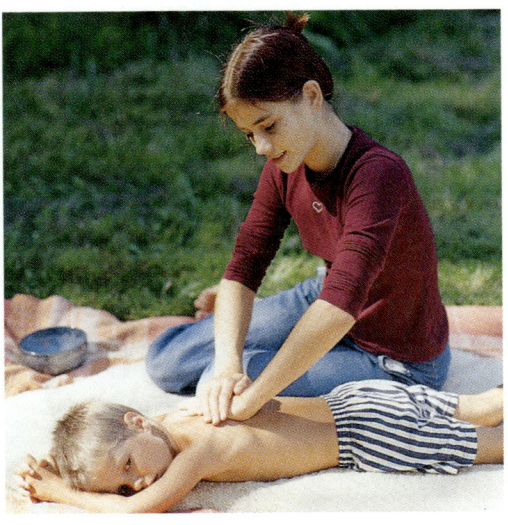

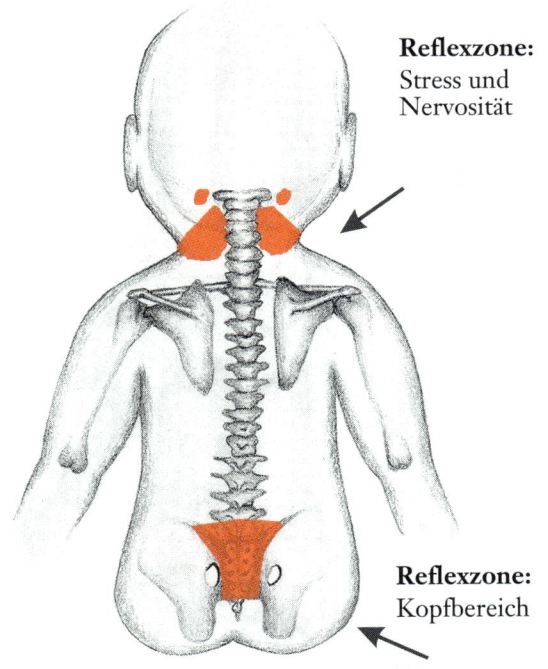

Reflexzone:
Kopfbereich

Reflexzone:
Kopfbereich

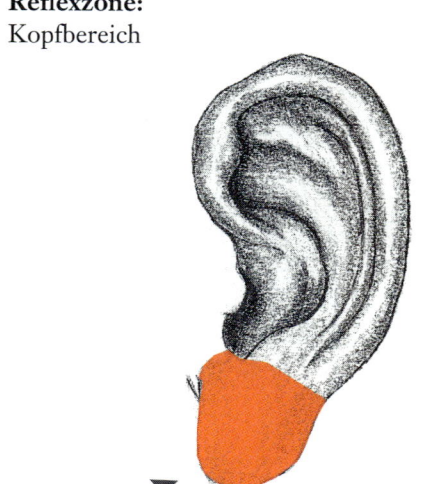

Ohr

Beim Ohrläppchen reichen wieder die verbliebenen Ölreste an Ihren Händen für die Behandlung aus. Zusätzlich kann man am Ohr immer einen kleinen Klecks Ionensalbe (siehe Anhang) verwenden, um die Wirkung zu verstärken.

Erkältungen: Husten, Schnupfen

Genauso wie die Haut ist die Lunge ein Organ, das uns mit der Umwelt verbindet. Wir nehmen aus unserer Umgebung die Luft auf und geben sie durch Ausatmen an sie wieder ab – ein beständiges Aufnehmen und Abgeben also. Erkrankungen der Atemwege sind deshalb vielen Hauterkrankungen ähnlich: Sie sind zurückzuführen auf Probleme mit der Umwelt.

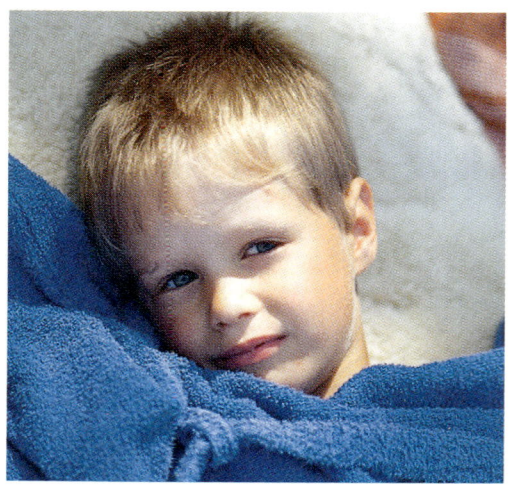

Lungenerkrankungen beruhen oft auf der falschen Einstellung zum Leben. Wenn das Vertrauen zum »Abgeben«, also zum Ausatmen fehlt, kann man auch nicht richtig einatmen.

Menschen, die dem Lebensrhythmus vertrauen, also vertrauensvoll ausatmen und deshalb wieder entspannt einatmen können, haben deutlich weniger Atemwegserkrankungen.

Dieser ganz natürliche Rhythmus beruht auf dem Urvertrauen, das im Säuglings- und Kleinkindalter entsteht. Gerade Kinder, die dieses Urvertrauen nicht entwickeln konnten, sind besonders anfällig für Asthma. Jeder Asthmaanfall, so behaupten viele Fachleute, *kann auch* eine kleine »Erpressung« sein, um Zuwendung zu bekommen.

Erkältungskrankheiten sind entzündliche Prozesse, bei denen es zu einer heftigen Auseinandersetzung zwischen der Körperabwehr und den Krankheitsverursachern wie Bakterien oder Viren kommt.

Viele Auseinandersetzungen, denen wir aus dem Weg gehen und die wir nicht austragen, gehen als Krankheit auf unseren Körper über.

Auseinandersetzungen treiben wesentliche Entwicklungsschritte aber erst voran: In gewissen Abständen kommt es zum Beispiel zu Trotzphasen, die – so unverständlich sie oft erscheinen mögen – einen Lernschritt beinhalten. Hier wird die Basis geschaffen, wie sich Kinder später als Erwachsene mit ihren Mitmenschen auseinander setzen und wie sie sich den Schwierigkeiten des Lebens stellen.

Erkältungskrankheiten stellen sich besonders oft im Alter zwischen drei und sechs Jahren ein, einer Zeit, in der die wichtigsten Phasen der Persönlichkeitsentwicklung liegen. »Gängige« Infekte wie Husten, Schnupfen, Bronchialkatarrh sind außerdem auch ein Training für die Körperabwehr.

Eltern können ihren Kindern in dieser Phase helfen, indem sie immer wieder mit ihnen über Probleme sprechen und auch ihre scheinbar »kleinen« Probleme ernst nehmen. Mit gut gemeinten Ratschlägen sollte man in dieser Zeit trotzdem eher sparsam umgehen. Die Kinder müssen auch die Gelegenheit haben, mit Problemen fertig zu werden und an ihnen zu wachsen und zu reifen.

Bei Hustenerkrankungen sind besonders die Öle Ysop oder Thymian schwach geeignet.

Mischung I

- 10 Tropfen Jojoba als Basisöl
- 4 Tropfen Ysop: wirkt besonders gegen Husten und Erkältungen
- 2 Tropfen Ravansare: macht die oberen Atemwege frei und ist eine echte Alternative zu Eukalyptus
- 2 Tropfen Zirbelkiefer: geht noch tiefer als Ravansara und macht die Atemwege frei
- 1 Tropfen Angelikawurzel: gibt neue Kräfte während oder nach einer Krankheit

Mischung II

- 10 Tropfen Jojoba als Basisöl
- 3 Tropfen Ysop als eines der wichtigsten Erkältungs- und Hustenöle für Kinder

- 2 Tropfen Krausminze: macht die Nase auf und lässt wieder durchatmen; nimmt Kopfschmerzen auch bei Stirn- und Nebenhöhlenentzündungen
- 3 Tropfen Lavendel: wirkt beruhigend auf gereizte Schleimhäute

Bei Kindern mit Erkältungen ist von der Anwendung von folgenden ätherischen Ölen, die auch als Fertigprodukt angeboten werden, abzuraten. Sie reizen zu stark und sind zu aggressiv für Kinder.

- Pfefferminze
- Eukalyptus
- Kampfer
- Menthol
- Rosmarin

All diese ätherischen Öle sind keine Kinderöle!

Fuß

Mit dem Perlengriff bearbeitet man die großen Zehen und den Fußballen. Besonders intensiv wird die Linie zwischen dem großen Zeh und dem zweiten Zeh

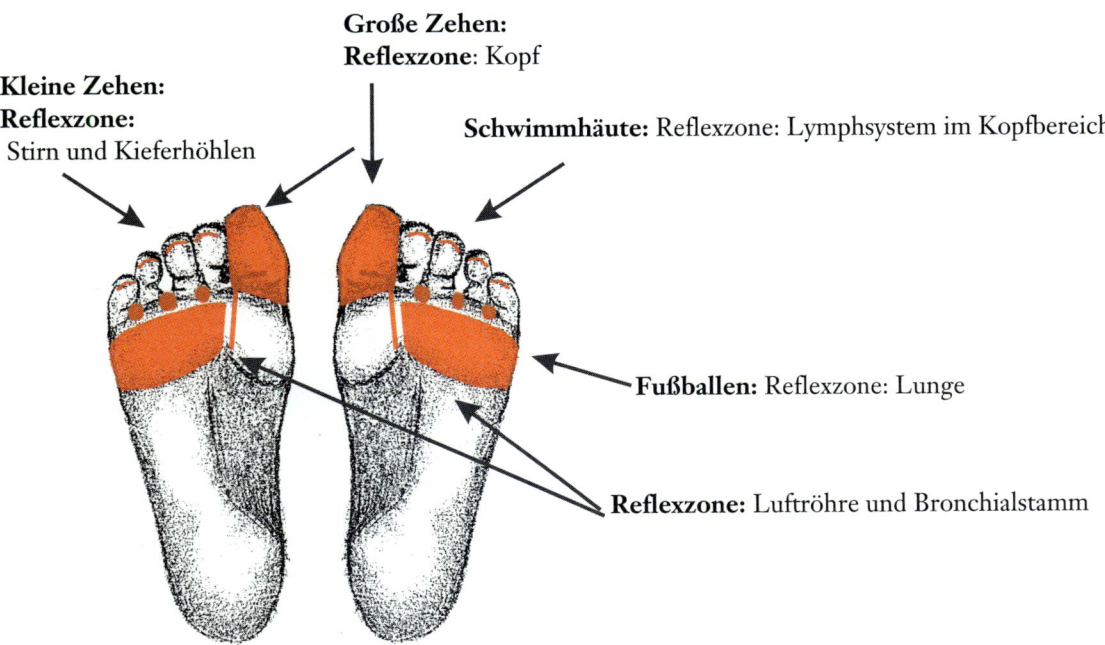

Große Zehen:
Reflexzone: Kopf

Kleine Zehen:
Reflexzone:
Stirn und Kieferhöhlen

Schwimmhäute: Reflexzone: Lymphsystem im Kopfbereich

Fußballen: Reflexzone: Lunge

Reflexzone: Luftröhre und Bronchialstamm

am Fußballen aktiviert. Die übrigen Zehen werden kräftig »durchgeknubbelt«. Zum Schluss werden die »Schwimmhäute« zwischen den Zehen mit Zeigefinger und Daumen leicht gezogen.

Achtung: Manchen Kindern tut dieser Griff weh!

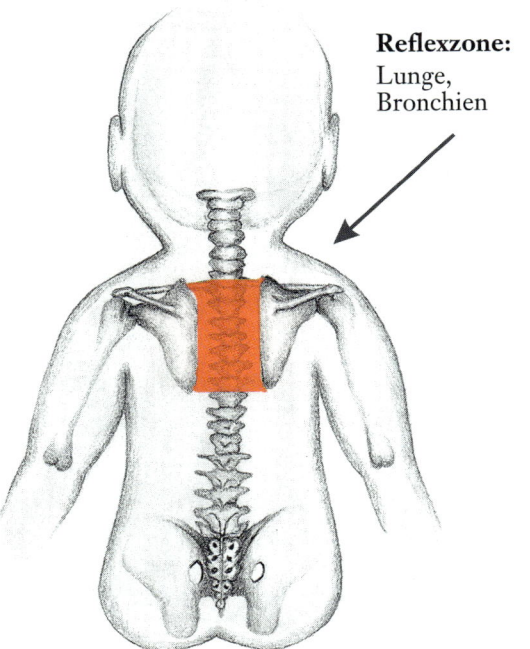

Reflexzone:
Lunge,
Bronchien

Rücken

Die Reflexzone zwischen den Schulterblättern wird mit dem Rollgriff aktiviert und das Öl dann mit dem Griff der »Getreidemühle« eingearbeitet.

Brustkorb

Hier wird nur mit der »Getreide-mühle« massiert.

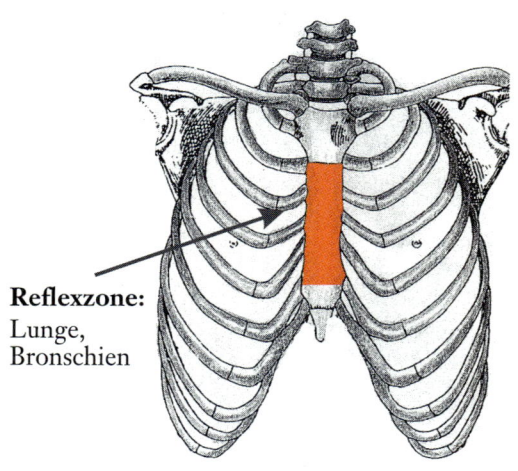

Reflexzone:
Lunge,
Bronschien

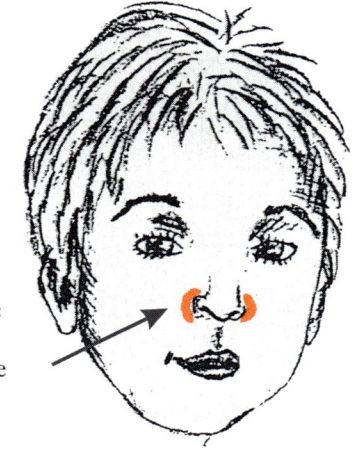

Reflexzone:
Nasen-
schleimhäute

Hand

Man reibt die gekennzeichnete Stelle mit Daumen und Zeigefinger in einer leicht kreisenden Bewegung. Bei kleinen Kindern muss man aufpassen, dass sie danach die behandelte Hand nicht ins Gesicht reiben.

Gesicht

Bei Schnupfen reiben Sie sanft im Bereich der Nasenflügel etwas auf und ab. Besonders gut wirkt hier die ätherische Ölmischung des Engelwurzbalsams (siehe Anhang). Bitte verwenden Sie außer dieser Ölmischung keine anderen ätherischen Öle für diese Reflexzone.

Reflexzone
Bezug zum
Hustenreiz

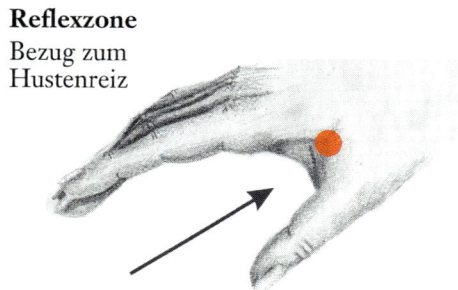

Haut-erkrankungen

Die Haut ist das Kontaktorgan zur Umwelt und zu anderen Menschen. Daneben hat sie eine stark entgiftende Funktion und im Sinne der Hautatmung und Wärmeregulation wichtige Körperfunktionen zu erfüllen.

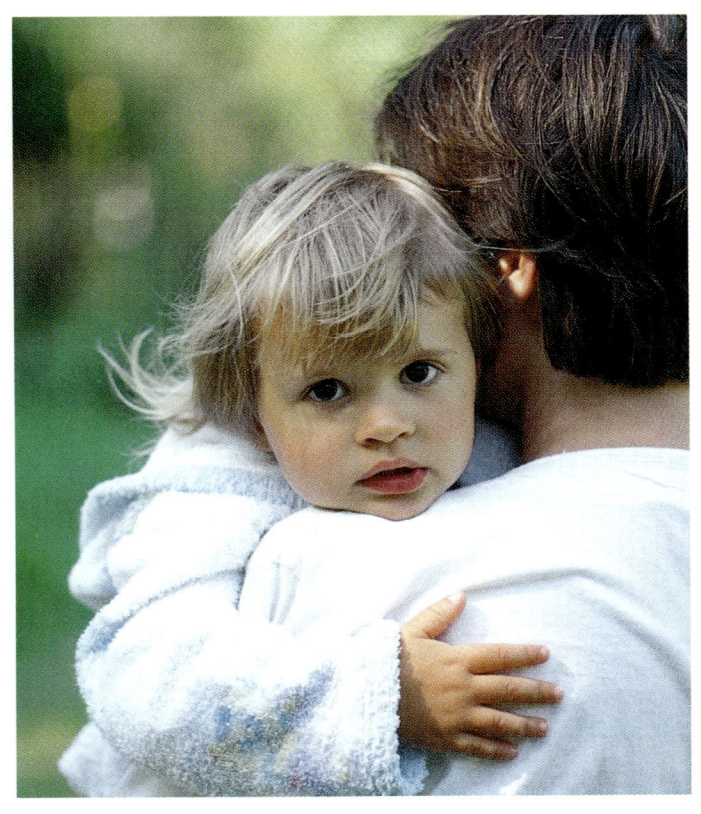

Wenn man zum Beispiel blass oder rot wird, verrät die Haut auch ihre enge Verbindung zur Psyche und zu unserer Gefühlswelt.

Hautprobleme sind zum Einen meist auf Schwierigkeiten mit Mitmenschen zurückzuführen, sie signalisieren: »Komm mir ja nicht zu nahe«, da der natürliche Schutz durch Abstand fehlt. Andererseits signalisieren verschiedene Hautirritationen auch das Bedürfnis nach Zuwendung, Liebe und Anerkennung.

Mütter von Kindern, die an Neurodermitis leiden, stehen oft vor immensen Problemen, mit dieser Krankheit richtig umzugehen. Auf der einen Seite brauchen die Kinder Liebe und Zuwendung, andererseits wollen sie nicht umklammert werden. Neurodermitische Kinder wollen fast immer Liebe, die ihnen Freiheit lässt. Für die Eltern heißt das aber trotzdem, dem Kind ausreichend Halt zu geben. Deshalb ist es besonders bei diesem Krankheitsbild wichtig, klare und feste Grenzen zu setzen und diese in einem liebevollen Umgang durchzusetzen.

»Ein Hauptproblem in Familien mit neurodermitischen Kindern ist immer wieder, dass sich die Eltern zu sehr auf diese Krankheit konzentrieren. Das ist natürlich verständlich, trotzdem sollten sie immer wieder versuchen, Abstand von dem Krankheitsgeschehen zu gewinnen, um auf diese Weise dem Kind genügend Freiraum zu lassen.«

Hautprobleme können aber auch in Zusammenhang mit inneren Organen stehen: Leber, Nieren und Darm können Erkrankungen über die Haut ausdrücken. Gerade dann gilt es, die Hautfunk-

tion zu unterstützen, sie darf dann nicht durch minderwertige mineralische Öle beeinträchtigt werden. Die Entgiftung über die Haut bleibt nur dann gewährleistet, wenn man mit hochwertigen, kaltgepressten Pflanzenölen behandelt wird.

Behandlungsmöglichkeiten

Eine spezielle Aroma-Reflexzonen-Therapie gibt es bei Hauterkrankungen nicht, da es keine direkten Reflexzonen für das Organ Haut gibt. Stattdessen empfiehlt sich hier regelmäßig die *Harmonische Kindermassage*. Sie ist zwei- bis dreimal wöchentlich oder häufiger anzuwenden. Besonders wichtig sind dabei die Erweiterungsgriffe am Ohr sowie der »Perlengriff« an den Füßen. Im gesamten Körperbereich werden die sehr empfindlichen und gereizten Hautpartien ausgespart. Bei Kindern mit Hauterkrankungen sind nach der Massage extreme Hautrötungen möglich, die jedoch nach ein bis zwei Stunden abklingen.

Die größten Heilungschancen bei Hauterkrankungen hat aber immer ein

Kind, das die richtige Zuwendung bekommt.

Bei Hautproblemen ist keine feste Rezeptur zu empfehlen. Weil jede Haut anders reagiert, sollten Sie ganz individuell ausprobieren, auf welche Mischung Ihr Kind besonders positiv anspricht. Eine Mischung sollte allerdings nicht mehr als zwei bis drei verschiedene ätherische Öle enthalten.

Aus folgenden ätherischen Ölen ist jeweils nur 1 Tropfen auf 10 ml Basisöl zu geben. Als Basisöl eignet sich besonders Jojoba- oder Johanniskrautöl.

- *Rose:* das Edelste aller ätherischen Öle. Rose ist das Symbol der Liebe. Dieses Öl schafft den Ausgleich zwischen Körper, Geist und Seele und ist oft sehr wirkungsvoll bei Hautallergien.
- *Christrose:* empfiehlt sich bei chronischen Hauterkrankungen und Ekzemen; wirkt entstauend auf das Lymphsystem.
- *Geranie:* heilt entzündliche Aknehaut und wirkt beruhigend bei Stimmungstiefs.
- *Honig:* zur Ergänzung der Mischung, generell von alters her ein besonders

wertvolles Hautpflegeöl. Es wirkt beruhigend auf gereizte Haut.

Die folgenden Öle dürfen Sie höher dosieren, bis zu 5 Tropfen auf 10 ml Basisöl:

- *Karottensamen:* Hauptöl bei allen Hautproblemen
- *Lavendel fein:* bei Insektenstichen, kleineren Verbrennungen und Wundsein; bei diesen Verletzungen kann man das Lavendelöl auch pur anwenden.
- *Schwarzkümmel:* anzuwenden bei Allergien und bei Erkrankungen, die auf Pilz oder Bakterienbefall beruhen. Auf die betroffenen Hautstellen aufzutragen; mögliche Einnahme auch innerlich in Form von Kapseln aus der Apotheke oder dem Reformhaus.
- *Teebaumöl:* bei Hautproblemen, die auf Pilz- oder Bakterienbefall beruhen; auch zur Wundbehandlung.

Die Haut reagiert nach jeder Massage erst einmal intensiv; sie ist besser durchblutet und rötet sich leicht. Nach etwa ein bis zwei Stunden sollte diese Reaktion aber abgeklungen sein.

Bauchschmerzen

Magen-Darm-Störungen

Im Magen-Darm-Bereich nimmt der Körper die wesentlichen Stoffe aus der Nahrung auf und scheidet das Unnütze und Schädliche aus.

Auf das Heranwachsen eines Kindes in unseren Lebensbereich übersetzt heißt das: das Wesentliche aus allem aufzunehmen und sich vom Überflüssigen, Unwesentlichen zu trennen. Diesen Prozess müssen Kinder natürlich erst erlernen: Deshalb sind Magen-Darm-Störungen ganz typische Erscheinungen im Säuglings- und Kleinkindalter, die aber gleichzeitig wichtige Lernstufen darstellen.

Kleine Kinder haben fast alle den natürlichen Drang, alles, was sie in die Finger bekommen, zu zerlegen und auseinander zu nehmen: Sie wollen auf den Kern der Sache, auf das Wesentliche stoßen.

Ein typisches Kennzeichen von Bauchschmerzen ist immer eine in sich gekrümmte Körperhaltung. Diese signalisiert Probleme des Kindes mit sich selbst, worauf auch die in sich geschlossene Körperhaltung hinweist. Bei allen Schmerzen im Bauchbereich ist Wärme gut. Kinder, die häufig unter Bauchschmerzen klagen, signalisieren damit gerne ihr Bedürfnis nach Wärme, Zuwendung und Verständnis. Beim Einreiben und Massieren des Bauches ist es deshalb wichtig, mit warmen, schützenden Händen zu arbeiten. Als Basisöle sind Johanniskraut, das beruhigend und heilend auf die Schleimhäute wirkt, und Schwarzkümmelöl, bei sehr häufigen und lang anhaltenden Beschwerden, geeignet.

Mischung I

- 10 Tropfen Johanniskrautöl als Basisöl
- 1 Tropfen Angelikawurzel: wirkt kraftspendend auf den ganzen Magen- Darm-Bereich, sehr gut bei hef-

tigen und lang anhaltenden Durchfallerkrankungen.

- (bei Durchfall immer genug zu trinken geben!)
- 2 Tropfen Anis: regt die Verdauung an, ist krampflösend und wirkt gegen Blähungen, es wärmt und beruhigt die Nerven.
- 2 Tropfen Fenchel: wirkt ähnlich wie Anis, aber zusätzlich schleimlösend; Fenchel ist ein sehr gutes Nerventonikum und deshalb auch geeignet für gestresste Mütter.

Ergänzungsmöglichkeit zu Mischung I

- 1 Tropfen Kamille blau: wirkt bei stechenden Bauchschmerzen und bei Darmkrämpfen.
- 1 Tropfen Krauseminze: vor allem, wenn nach dem Essen Übelkeit auftritt.

Fuß

Auch hier wird wieder mit dem »Perlengriff« aktiviert, wobei das Öl im gekennzeichneten Bereich besonders intensiv einmassiert werden soll.

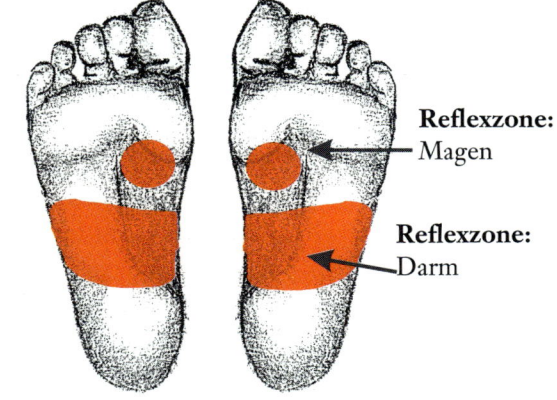

Reflexzone:
Magen

Reflexzone:
Darm

Rücken

Mit dem »Rollgriff« werden hier die Reflexzonen angeregt, um danach die Ölmischung mit der »Getreidemühle« einzureiben.

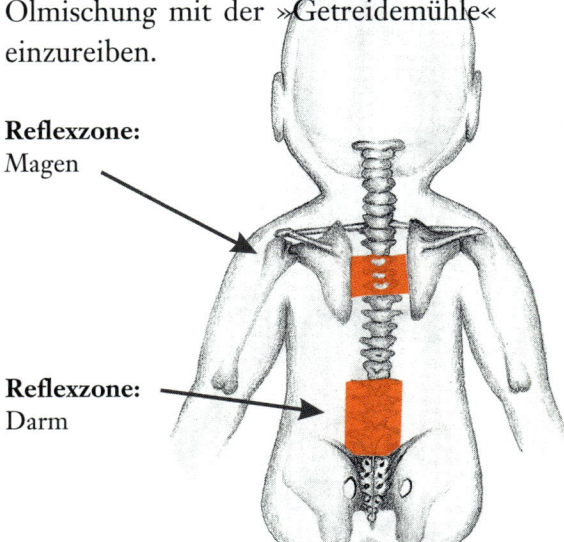

Reflexzone:
Magen

Reflexzone:
Darm

Brust

Mit den flachen Händen streicht man von der Brustbeinspitze am Rippenbogen seitlich nach unten. Wenn man diesen Griff drei- bis viermal wiederholt hat, wird auf dieselbe Weise anschließend das Öl eingearbeitet.

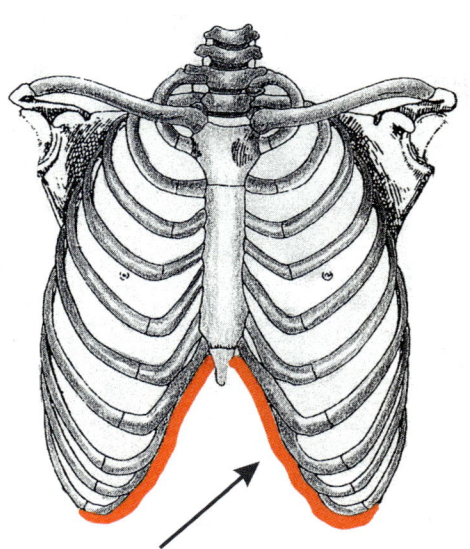

Reflexzone: Darm

Hand

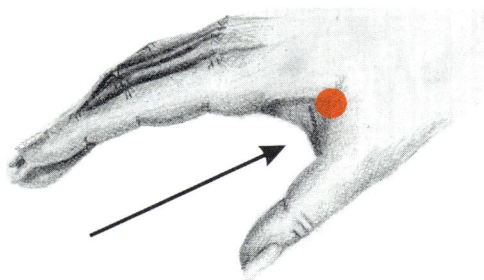

Reflexzone: mit Bezug zu Übelkeit und Bauchschmerzen

Dieser Punkt wirkt in unterschiedlicher Form: In diesem Fall wird die positive Wirkung auf Bauchschmerzen und Übelkeit genutzt. Greifen Sie die markierte Stelle mit Daumen und Zeigefinger und massieren Sie die Stelle in kreisenden Bewegungen im Uhrzeigersinn.

Kopfschmerzen

Kopfschmerzen sind wie Bauchschmerzen ein ganz typisches körpersprachliches Phänomen bei Kindern. Sie weisen fast immer auf Probleme der eigenen Persönlichkeit im Umgang mit anderen Personen oder äußeren Dingen hin. Die Schule ist zum Beispiel ein typischer Problembereich.

Zu üppiger Lernstoff ist häufig die Ursache für Kopfschmerzen bei Schulkindern, die sich ständig den »Kopf zerbrechen« und den Druck nicht bewältigen.

In diesen Fällen sollten die *Kinder* mit ihrem Problem ernst genommen werden und nicht in erster Linie der Lernstoff.

Öle zur Behandlung von Kopfschmerzen müssen leicht, frisch und öff-

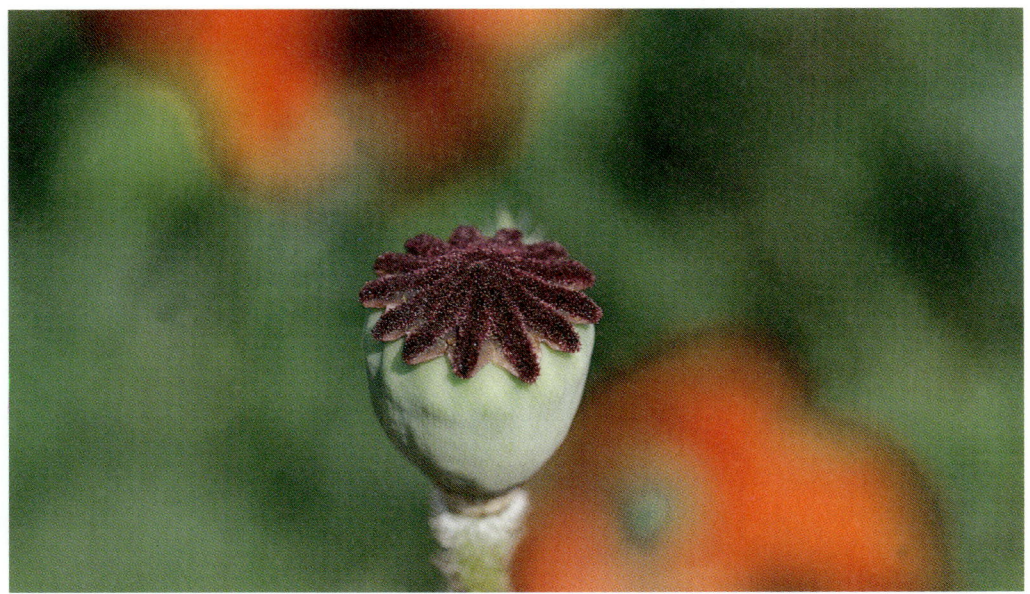

nend sein und aus einer »Engstirnig-
keit« herausführen.

Mischung I

- 10 Tropfen Macadamianussöl oder Jojobaöl als Basisöl.
- Auf 10 Tropfen Basisöl gibt man:
- 4 Tropfen Mandarine grün: muskel-entspannend und aufheiternd.
- 2 Tropfen Krausminze: das wichtigs-te Öl gegen Kopfschmerzen, kühlt und erfrischt.
- 1 Tropfen Angelikawurzel: gibt die Kraft, die Dinge so zu nehmen, wie sie sind.

Mischung II

- 10 Tropfen Macadamianuss- oder Jojobaöl als Basisöl.
- 3 Tropfen Lavendel: wirkt ausglei-chend und hilft, sich selbst im Ver-gleich zu anderen richtig einzuord-nen.
- 1 Tropfen Krauseminze: kühlt und erfrischt, nimmt Schmerzen.
- 1 Tropfen Ravansara: bei heftigen und stechenden Kopfschmerzen, er-gänzt sich gut mit Krauseminze.

- 1 Tropfen Angelikawurzel: gibt Kraft, manches leichter zu nehmen, und ist ein wichtiges Öl bei körper-lich zarten und psychisch labilen Kindern.

Rücken

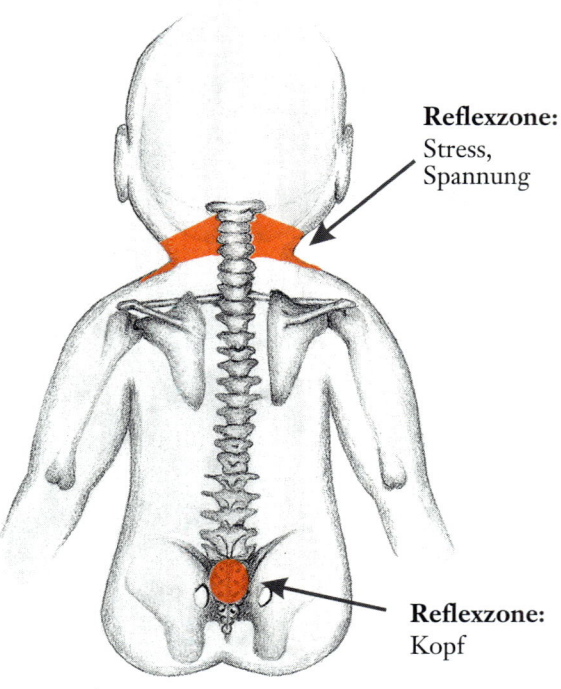

Reflexzone:
Stress,
Spannung

Reflexzone:
Kopf

Bitte gehen Sie bei dem folgenden Massagegriff sehr sanft, dafür aber länger vor:

Mit der »Getreidemühle« wird die Reflexzone auf der Kreuzbeinplatte vorbereitet und dann das Öl eingerieben.

Den gesamten Nackenbereich behandeln Sie genauso.

Ohr

Das Ohrläppchen wird mit zwei Fingern sanft »durchgeknubbelt«; auch hier reicht das übrige Öl an den Fingern. Mit der Ionensalbe können Sie die Wirkung wieder erheblich steigern.

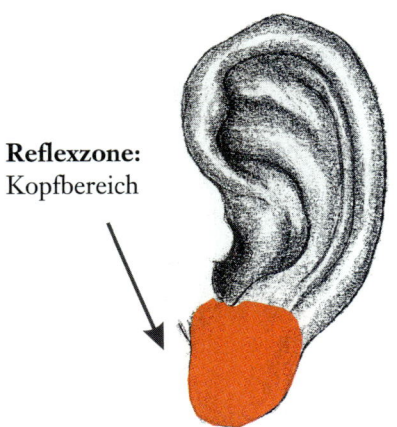

Reflexzone:
Kopfbereich

Kopf

Öl- und Salbenreste reichen für die Behandlung im Kopfbereich aus. Die Zeigefinger ruhen auf den Punkten zwischen Nasenwurzel und Augenbraue; von da aus streichen Sie nach außen zu

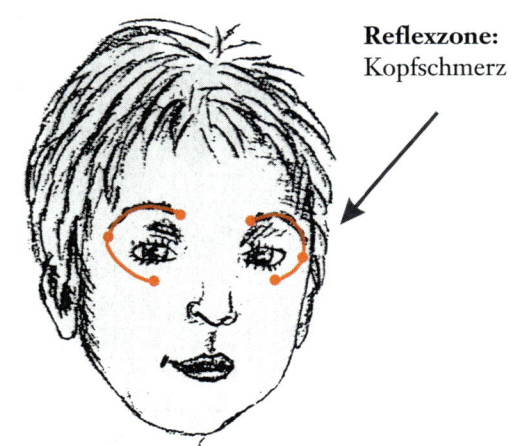

Reflexzone:
Kopfschmerz

den Schläfen und kreisen dort sehr punktuell und sanft. Ziehen Sie Ihre Finger dann weiter unter die Augenmitte und kreisen Sie dort in derselben Weise.

Dieser Ablauf soll drei- bis viermal ausgeführt werden.

Lymphatische Kinder

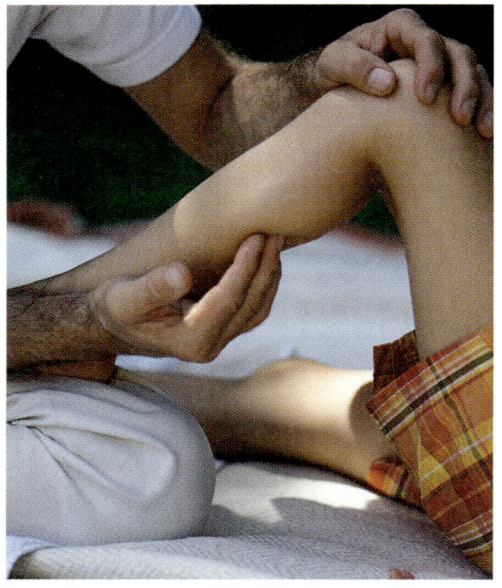

Lymphatische Kinder sind Kinder, die sehr blass und zierlich sind und über Müdigkeit und Lustlosigkeit klagen. Auffällig ist, dass sie von einer Erkältung in die nächste stolpern und ständig kränkeln.

Fast alle Kinder mit dieser Symptomatik leiden unter einer großen Überforderung: Sinnesüberreizungen durch Schulstress, Freizeitstress und ständige Verplanung des Lebens sind typische Beispiele dafür.

Körperlich ist das Immunsystem überfordert, dessen wichtigster Teil das Lymphsystem ist. Das Immunsystem ist die Schwachstelle bei diesen Kindern und muss stabilisiert werden.

Da 80% unserer Abwehrkräfte vom Darm aus gesteuert werden – zwischen dem Lymphsystem und dem Darmbereich besteht eine enge Verbindung –, ist es wichtig, diesen Bereich besonders zu unterstützen.

Wade

Da sich auch in der Wade Reflexzonen befinden, die einen Bezug zu Kopfschmerzen haben, empfehlen sich gerade bei Schulkopfschmerzen das sanfte Ausschütteln und Kneten der Waden. Die Ölmischung wird nach dieser Behandlung eingerieben.

In der Ruhe liegt die Kraft. Dieser berühmte Satz gilt besonders für diese Kinder. Die beste »Therapie« für lymphatische Kinder ist also zuerst Ruhe. Eltern sollten versuchen, sie vor zu vielen Reizen zu schützen, sodass sie beginnen können, in sich zu ruhen.

Mischung I

- 10 Tropfen Johanniskrautöl oder Schwarzkümmelöl als Basisöl.

- 2 Tropfen Angelikawurzel: physisch kräftigend, hilft, viele Dinge leichter zu nehmen, wirkt positiv auf den Darmbereich.

- 3 Tropfen Mandarine grün: für mehr Leichtigkeit und Fröhlichkeit im Leben.

- 2 Tropfen Lavendel: gibt Gelassenheit und Ruhe.

- 2 Tropfen Benzoe: gibt dem Körper und dem Gemüt Wärme.

- 2 Tropfen Immotella: fördert den Lymphfluss.

Fuß

Die große Zehe und die Reflexzone, die in Verbindung mit dem Darmbereich steht, werden mit dem »Perlengriff« behandelt, mit dem dann auch die Ölmischung eingearbeitet wird. Die Schwimmhäute zwischen den Zehen werden mit Daumen und Zeigefinger gezogen.

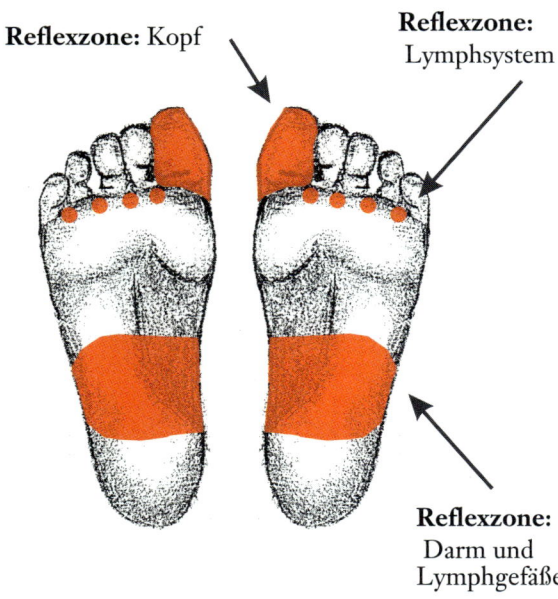

Reflexzone: Kopf

Reflexzone: Lymphsystem

Reflexzone: Darm und Lymphgefäße

Rücken

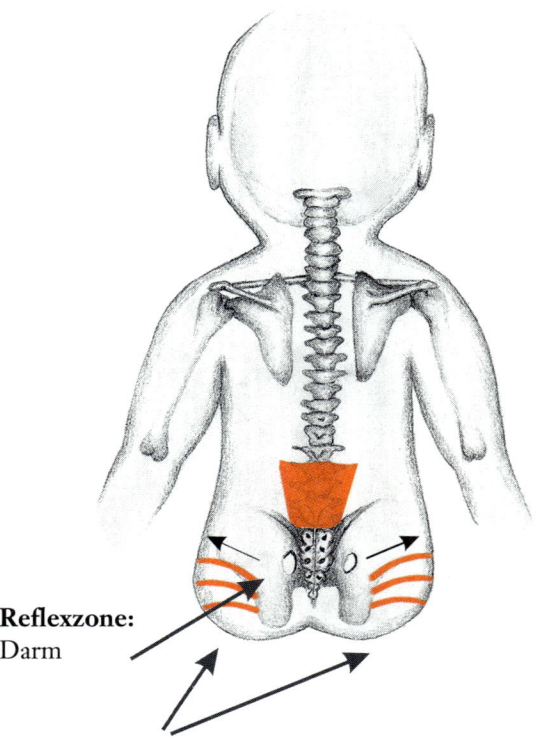

Reflexzone:
Darm

Reflexzone: Lymphsystem

Mit dem »Rollgriff« behandelt man die gekennzeichneten Reflexzonen und bringt anschließend das Öl mit der »Getreidemühle« ein.

Brust

In der Mitte des Brustbeines wird die Reflexzone mit der »Getreidemühle« aktiviert, um dann mit demselben Griff das Öl einzuarbeiten.

Von der Brustbeinspitze streichen Sie mit flachen Händen am Rippenbogen drei- bis viermal seitlich nach unten. Auf die gleiche Weise arbeiten Sie das Öl ein.

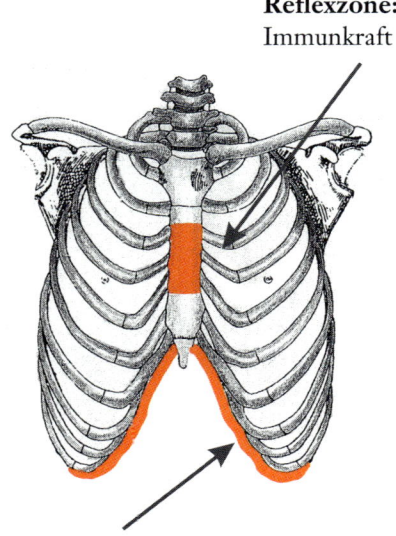

Reflexzone:
Immunkraft

Reflexzone: Darm

Kinder massieren Kinder

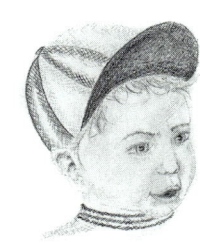 Was viele nicht wissen: Auch die Kindermassage geht über die geläufige Vorstellung der Massage als bloße »Behandlung« weit hinaus: Die *Harmonische Kindermassage* nach Bruno Walter ist ein Weg zur Schulung der körpereigenen Wahrnehmung für beide Partner, den Massierenden und den Massierten.

Um über die taktilen Reize mit dem Gegenüber in Beziehung treten zu können, sollte die Stimmung bei der Massage immer durch ein Miteinander geprägt sein. Das ist die Grundvoraussetzung für eine gelungene Massage und nur so führt sie zum gegenseitigen Verständnis zwischen Erwachsenem und Kind, wie auch unter Kindern, die sich gegenseitig massieren wollen. Diese Schulung der Sinne kann nur unter Menschen passieren, die im direkten Kontakt zueinander stehen, niemals durch eine künstliche Welt und ein Erleben aus zweiter Hand.

Viele Kinder erfahren heute Empfindungen durch die typischen Beschäftigungen unserer Zeit, die in einer virtuellen Welt stattfinden.

Tamagochis ersetzen Haustiere, das Fernsehen lockt mehr als das Leben und Spielen in der realen Welt, Computerspiele ersetzen Aggressionsabbau, der eigentlich durch reale Auseinandersetzungen stattfinden sollte.

Wenn sich Kinder untereinander massieren, soll dabei in erster Linie das Gefühl für die eigene und die gegenseitige Empfindung geschult werden. Aktives Tun kann durch die Massage stimuliert und gefördert werden. Die Erfahrung, selbst etwas zu tun und Zuwendung zu empfangen, steht dabei im Vordergrund, die Reaktion auf das Erfahrene ist die Antwort darauf. Ein Wechselspiel des Gebens und Nehmens also, das einander bedingt.

Kinder, die sich gegenseitig massieren, haben also eine wunderbare Möglichkeit, sich neben der üblichen sprachlichen Äußerung zum Geschehen über die Körpersprache »auszusprechen«. Sie übernehmen beim Massieren Eigenverantwortung, die sie taktil ausdrücken können, und sie lernen hierbei, zu spüren, wie kräftig oder sanft sie ihren Partner massieren können. Sie erfahren, wie intensiv der andere die Massage braucht oder wünscht. Sie üben sozusagen, zärtlich mit dem anderen umzugehen, und können sich selbst gerade auch an der Schwelle zur Pubertät körperlich besser wahrnehmen. Wenn ihre eigene Entwicklung sie mit ganz neuen Gegebenheiten konfrontiert, sind sie auf ganz natürliche Weise darauf vorbereitet.

»Ich gehe sogar so weit zu behaupten, dass Kinder, die die Erfahrung der gegenseitigen Massage selbst gemacht haben, ihr Leben lang ein feineres Gespür für andere Menschen haben und einen sensibleren Umgang mit ihren Mitmenschen pflegen werden. Wir haben immer wieder die Erfahrung gemacht, dass gerade Kinder, die zu erhöhter Gewaltanwendung neigen, anfangs größere Probleme mit der Berührung während der Massage hatten, diese sich dann aber schnell gelegt haben.«

Die Massage unter Kindern ist also eine Möglichkeit, friedlichen Körperkontakt zu praktizieren. Wenn man sich dagegen die Bereitschaft zur körperlichen Gewalt unter Kindern ansieht, hat sie inzwischen ein beängstigendes Ausmaß angenommen. Lehrer und Erzieher können ein Lied davon singen, dass das Thema Gewalt heute in keiner Weise mehr zu verharmlosen ist. Kinder, die massiert haben, neigen deutlich weniger zur Gewaltanwendung bei Auseinandersetzungen. Sie haben gelernt, bestimmte Bedürfnisse, die sie oft nur über körperliche Gewalt umsetzen konnten, in einer positiven Art und Weise auszuleben.

Was passiert, wenn sich Kinder massieren?
- Sie lernen, ihre eigene Kreativität zuzulassen
- Sie entwickeln ein Gefühl der Eigenverantwortung, das sich stärkend auf die Persönlichkeit auswirkt
- Sie erfahren durch ein positives oder negatives Feedback ein Gefühl für die Eigenleistung
- Sie machen einen Schritt hin zum Gewahrwerden und Betrachten.

Die Massage unter Kindern ebnet schon früh den Weg zu einem positiven Körperkontakt und bestätigt sie auf direkte Weise mit ihrem eigenen, aktiven Handeln.

Wenn Eltern ihre Kinder massieren, ist das auch die schönste Art, die Kinder an das eigenständige Massieren heranzuführen.

Es ist immer wieder erstaunlich, wie einfach es für Kinder ist, Massage zu erlernen, und mit welcher Begeisterung sie dann bei der Sache sind.

Kinder, die selbst massiert wurden, brauchen erstaunlich wenig Anleitung und Korrekturen von Erwachsenen. Aber auch Kinder, die keine Erfahrungen mit Massage haben, können relativ einfach dazu angeleitet werden.

Unter Fachleuten wird heute bereits diskutiert, ob die Kleinkindmassage in Kindergärten und Schulen als Ergänzung angeboten werden sollte, um schon bei den ganz Kleinen die zwischenmenschlichen, körperlichen Erfahrungen anzuregen und zu fördern.

»Ich würde mir wünschen, dass sich Eltern, Lehrer und Erzieher dafür allmählich begeistern und Schritte unternehmen, die Massage als einen Programmpunkt im Kindergarten- oder Schulalltag anzubieten. Zunächst könnte ich mir vorstellen, dass die Kleinkindmassage den Eltern als Kurs angeboten wird, die dann ihre Kinder kompetent massieren können. Der nächste Schritt wäre dann die Massagestunden unter den Kindern.«

Praktische Hilfen für Eltern und Pädagogen

Wenn Sie Kinder in einer Gruppe zur Massage anleiten, ist es sinnvoll, mit Griffen aus dem aktivsten Bereich zu beginnen. Das entspricht mehr der Dynamik, die durch eine Gruppe entsteht, und ist vor allem für Kinder zwischen 3 und 5 Jahren als Einstieg leichter.

Grifffolge für Gruppen:

Bauchlage:
Griff 1 (Große Trommel)
bis 4 (Getreidemühle)

Brustkorb:
Griff 1 (Kleine Indianertrommel)
bis 3 (Luftpumpe)

Bauch:
Griff 1 (Schneckenhaus) und 2 (Bauchschaukel)

Rückenlage, Fuß und Waden:
Griff 1 (Heiße Hände) bis 7 (Radfahren)

Erst wenn diese Griffe den Kindern geläufig sind, gehen Sie zur normalen Reihenfolge über und nehmen auch die restlichen Griffe, Berührung als Empfindungsschulung, Kopf und Gesicht dazu.

Natürlich können Sie auch nur einzelne Abschnitte massieren lassen, was vor allem für die ersten Massagestunden wichtig ist. Bauen Sie einen Massagekurs immer Schritt für Schritt auf.

Nachwort

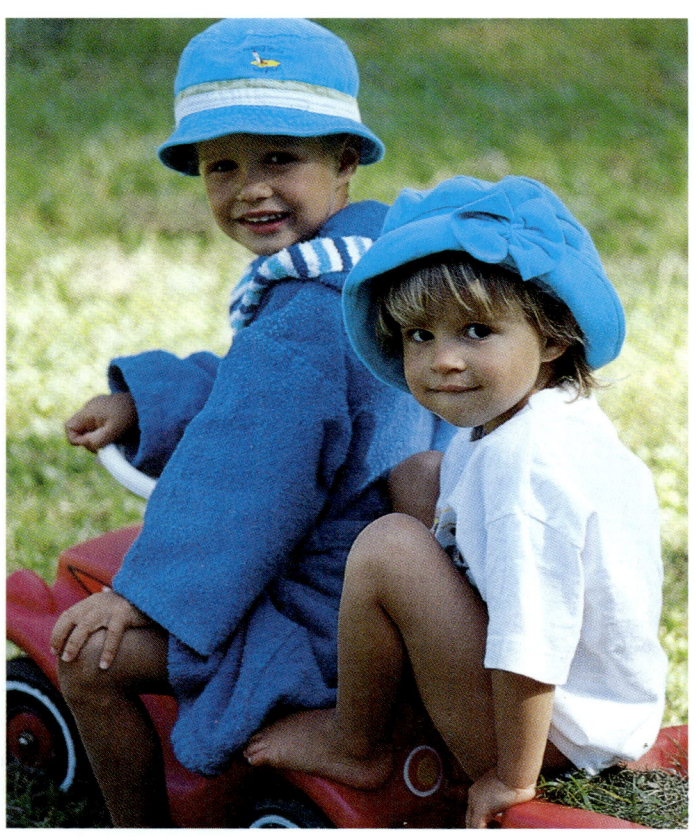

Wir wünschen uns, dass Kinder wieder mehr in einer Welt der realen Empfindungen leben dürfen. Die Berührung im Sinne der Kleinkindmassage, in Verbindung mit Musik, Farben und Düften kann dabei eine gezielte Bereicherung sein.

Wir hoffen, dass Eltern und Kinder durch dieses Buch Anregungen, Tipps und Lust bekommen, sich wieder mehr auf eine Welt der wirklichen Gefühle einzulassen.

Empfehlenswerte Literatur und Musik

Bezugsadressen

● Literatur

J. Andres: *Ganzheitliche Duftberatung, Kleines Lexikon der ätherischen Öle*, Falken Verlag?

Joachim E. Berendt: *Nada Brahma – Die Welt ist Klang*, Rowohlt Taschenbuch Verlag 1985

Vera F. Birkenbihl: *Stichwort: Schule. Trotz Schule lernen*, Gabal Verlag 1997

Hans Cousto: *Die kosmische Oktave. Der Weg zum universellen Einklang*, Synthesis Verlag 1990

Paul E. Dennison und Gail Dennison: *EK für Kinder. Das Handbuch der Edu-Kinestetik für Eltern, Lehrer und Kinder jeden Alters*, Verlag für angewandte Kinesiologie 1997

Susanne Fischer-Rizzi: *Himmlische Düfte. Aromatherapie, Anwendung wohlriechender Pflanzenessenzen und ihre Wirkung auf Körper und Seele*, Hugendubel Verlag 1999

Heinz Grill: *Die Seelenseite des Lehrens und Erziehens*, Verlag für Schriften von Heinz Grill

Merritt, Stephanie: *Die heilende Kraft der klassischen Musik*, Kösel 1998

Ashley Montagu: *Körperkontakt – Die Bedeutung der Haut für die Entwicklung des Menschen*, Klett-Cotta Verlag 1997

Maria Montessori: *Kinder sind anders*, dtv 1992

Ingeborg Stadelmann: *Die Hebammensprechstunde*, Eigenverlag 1994

Ingo Steinbach: *Samonas*

Klangtherapie. Gesundheit durch heilende Klänge, Techau 1997

Alfred A. Tomatis: *Der Klang des Lebens. Vorgeburtliche Kommunikation – die Anfänge der seelischen Entwicklung*, Rowohlt Taschenbuch Verlag 1990

Heidi Velten und Bruno Walter: *Harmonische Babymassage*, Ravensburger Buchverlag 1997

Frederic Vester: *Denken, Lernen, Vergessen. Was geht in unserem Kopf vor, wie lernt das Gehirn, und wann läßt es uns im Stich?* dtv 1998

● Musik

Kinderträumeland, Menschenkinder Verlag

Klangtherapie, Klangstudio Lambdoma, Ingo Steinbach
(Fax: 023 81-88 07 66)

Urtöne, Joachim E. Berendt, *Planetentöne*, Bauer

● Bezugsadressen

Produkte

PrimaVera Life
   Am Fichtenholz 5
   87477 Sulzberg

Bahnhofapotheke
   Dietmar Wolz
   Bahnhofstr. 12
   87435 Kempten

Amyris
   Rose Eggert
   Vaihingerstr. 36
   74343 Sachsenheim

Farfalla
   Seefeldstr. 18
   Ch-8008 Zürich

Kosmetik-Küche
   Margot Keppler
   Schloßstr. 21
   72160 Horb

Martina Gebhardt GmbH
   St. Wendelin-Str. 3
   86935 Rott

Seminare
Atelier Aroma
   Eliane Zimmermann
   Marschnerstr. 80
   81245 München

Vereine
Forum Essenzia e.V.
   Mäuselweg 29
   81375 München

Veroma
Vereinigung für Aromatologie und Aromatherapie
   Sekretariat: Heinz Hänni
   Eugen-Wyler-Str. 5
   Ch-8302 Kloten

Informationen für die Ausbildung zur Babymassage-Kursleiterin, Kleinkindmassage-Kursleiterin und zur Aroma-Reflexzonen-Therapie bekommen Sie bei der:

Gesundheitshütte
   Kempten
   Bruno Walter
   Sailerstr. 7
   87437 Kempten
   Tel.: 08 31-672 06,
   Fax 08 31-565 92 23

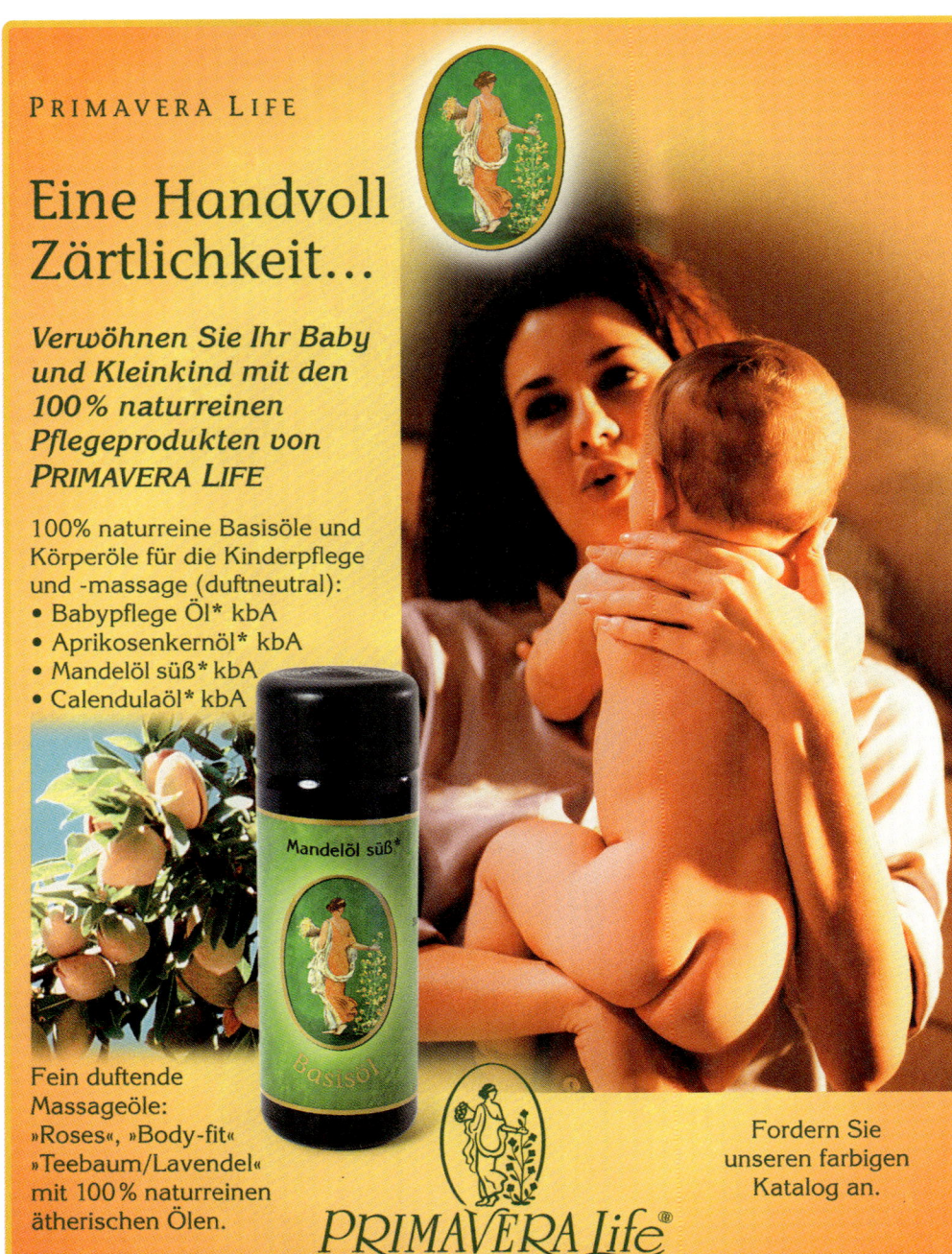